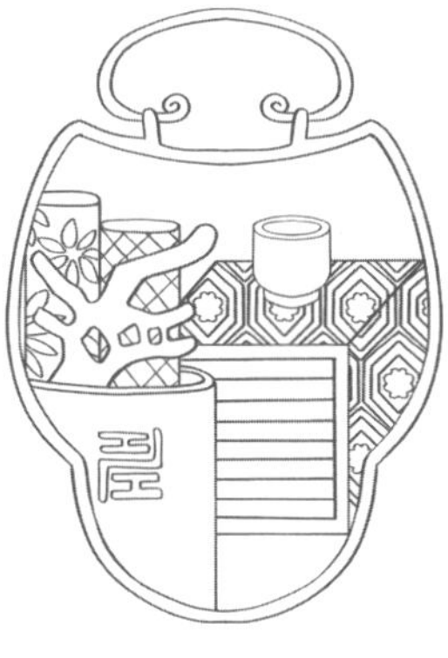

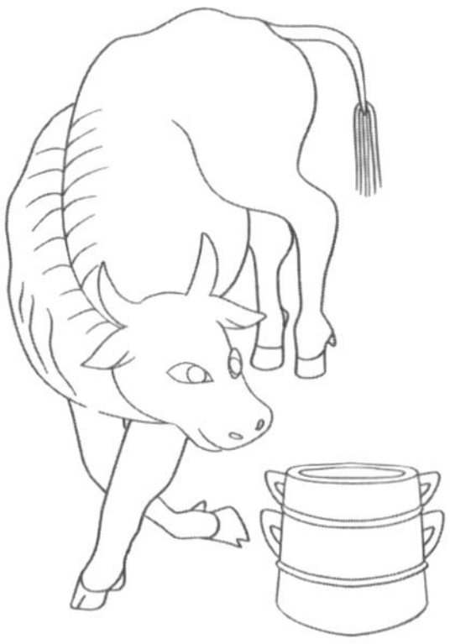

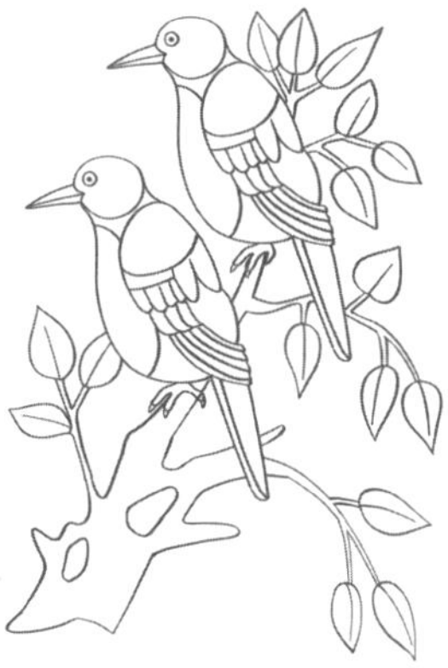

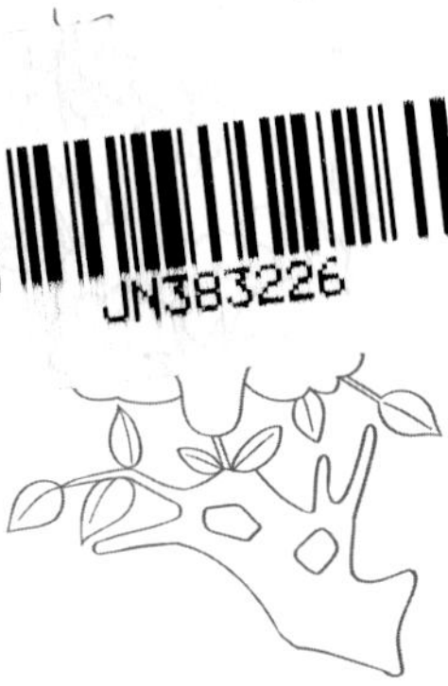

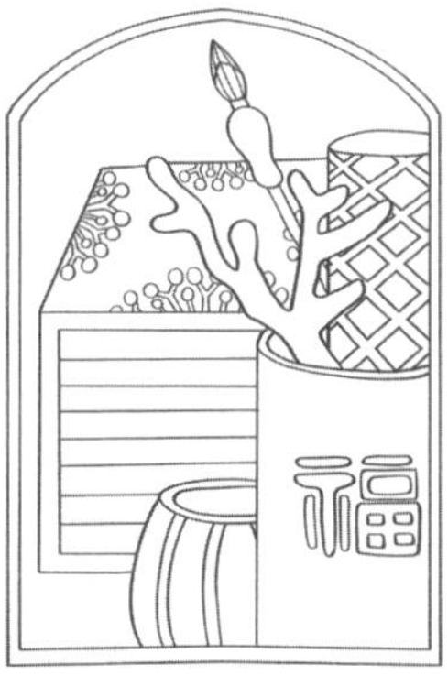

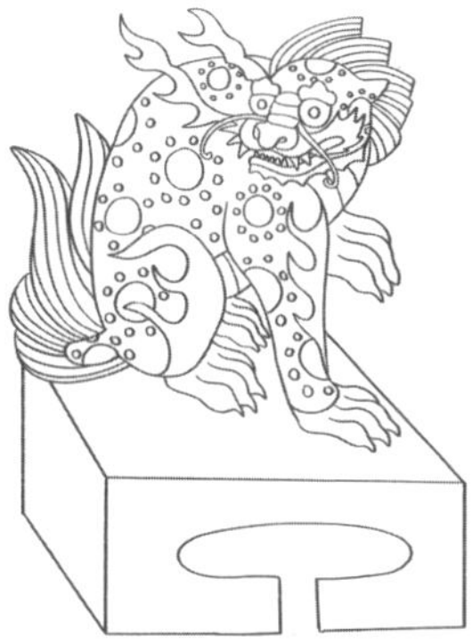

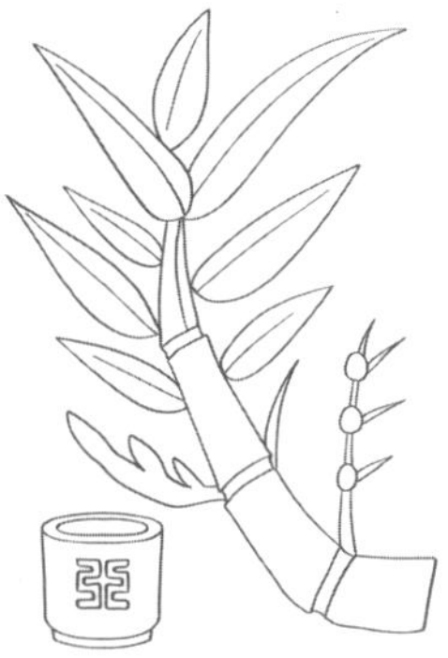

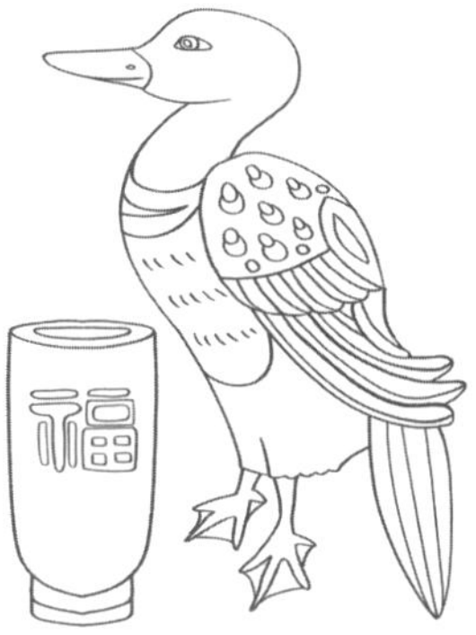

어르신 기억력 강화를 위한

색칠공부 민화 2

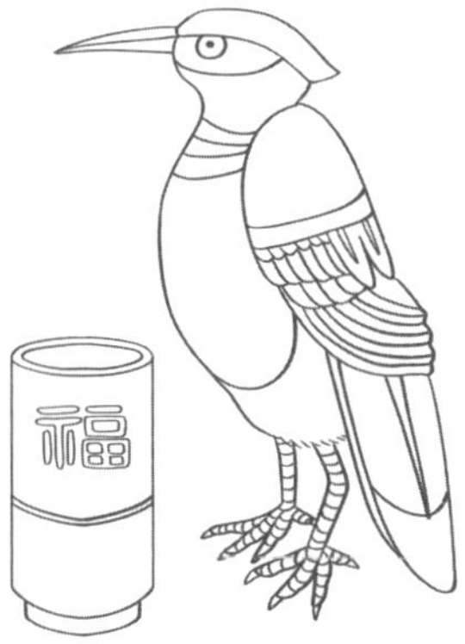

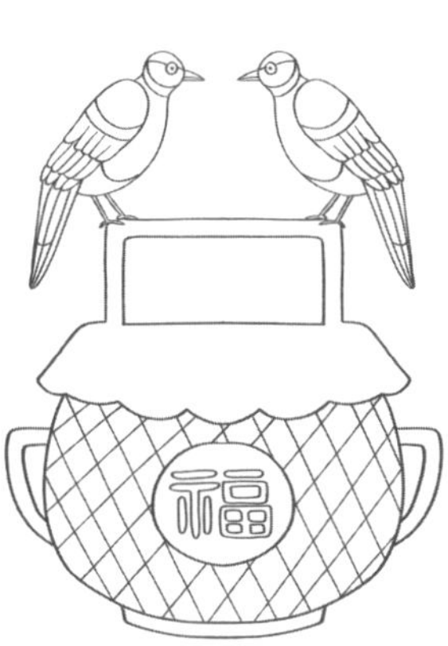

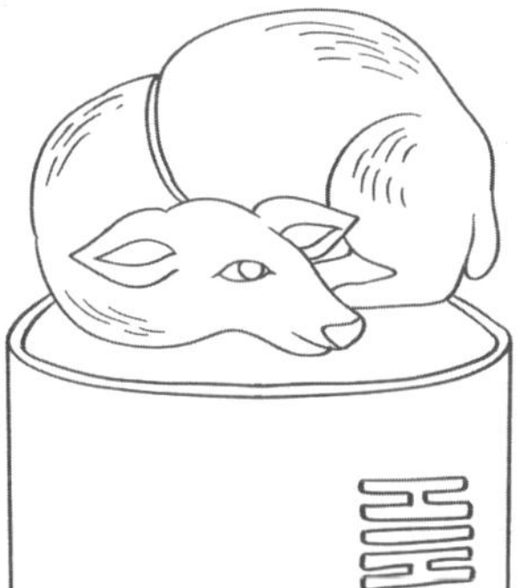

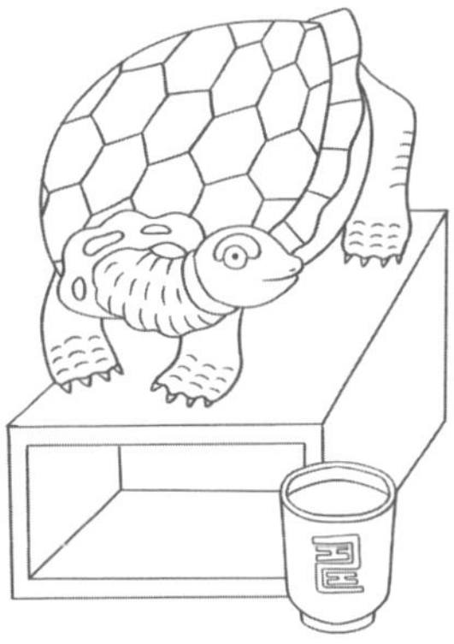

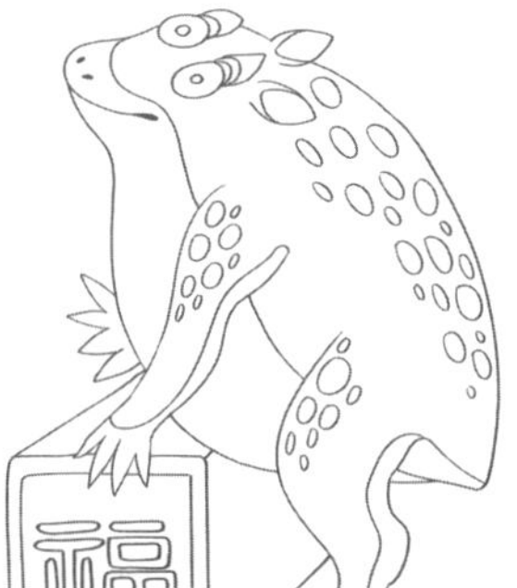

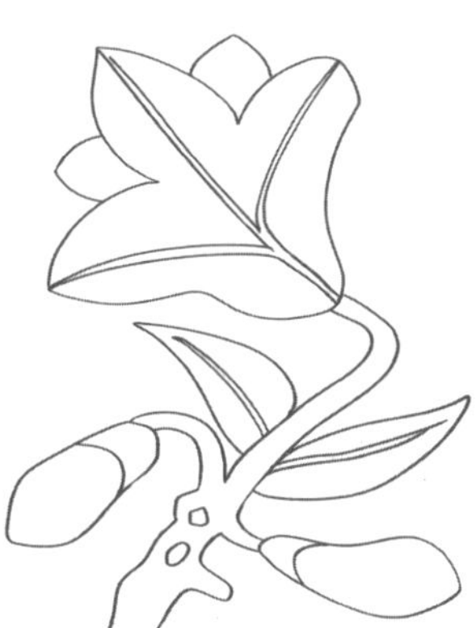

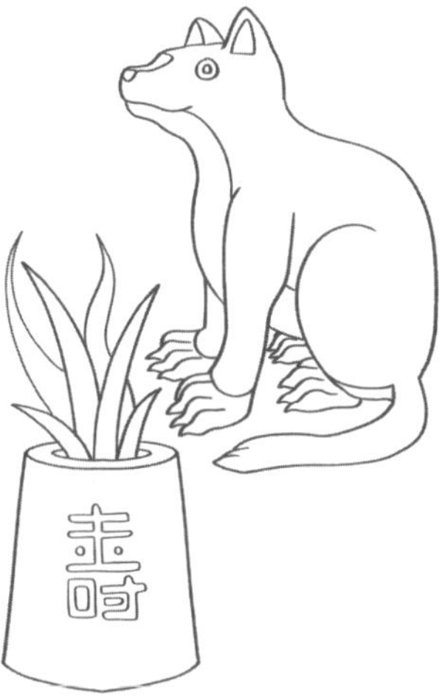

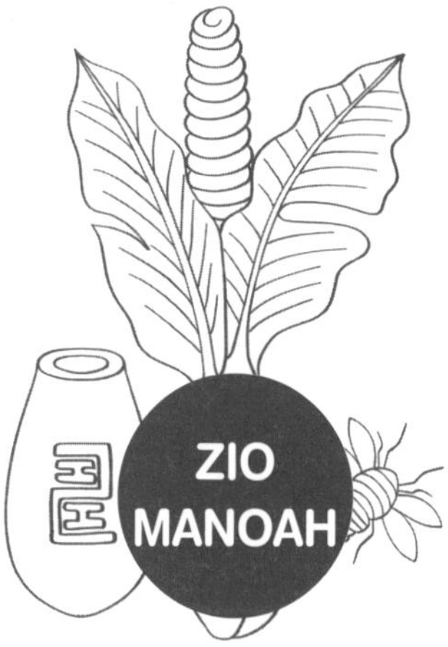

ZIO MANOAH

목차

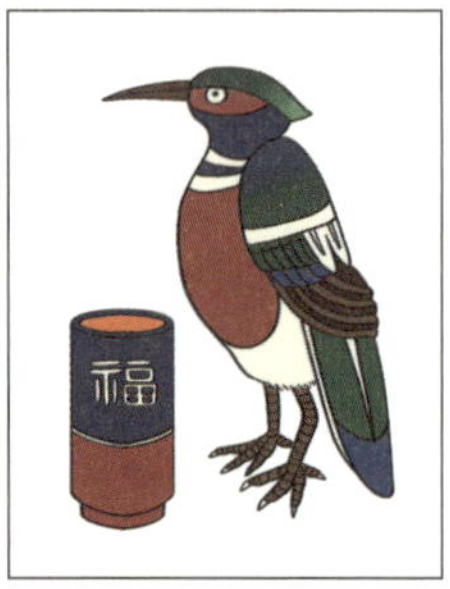

응복도	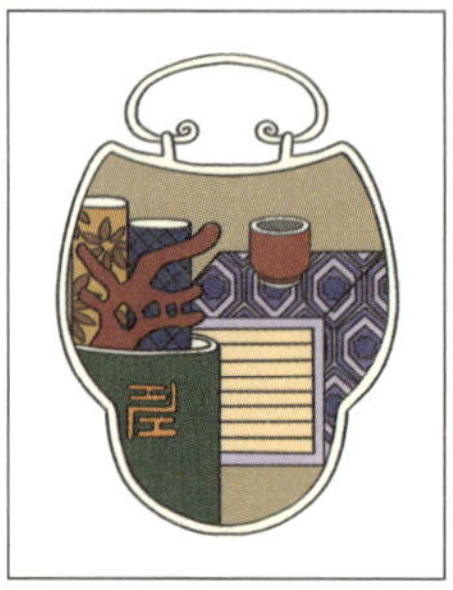 책가도	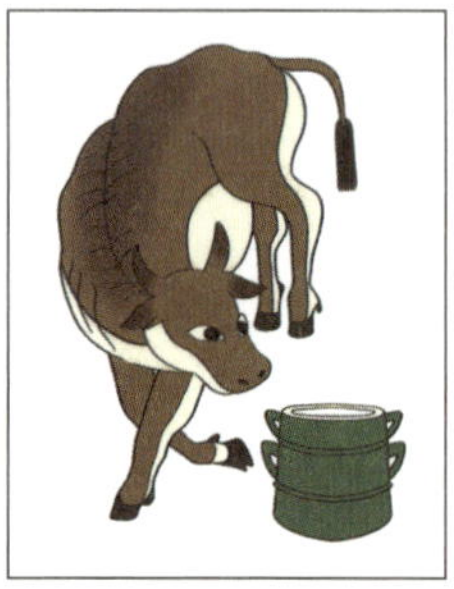 우도	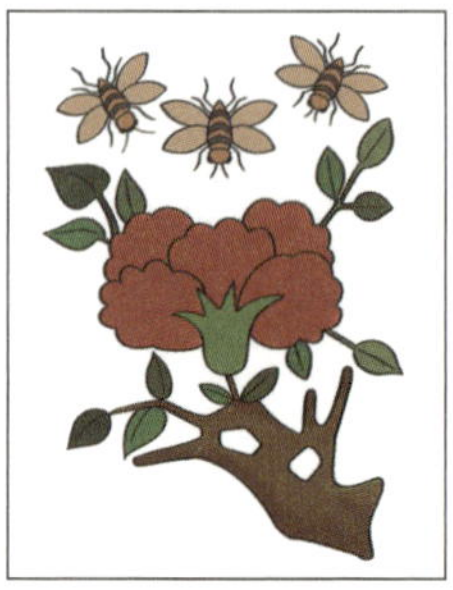 초충도
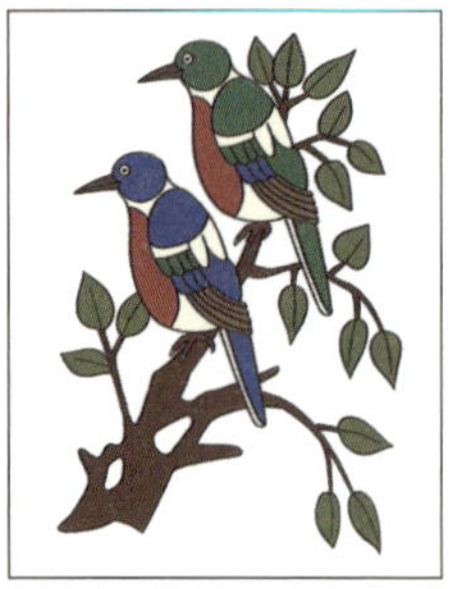 화조도	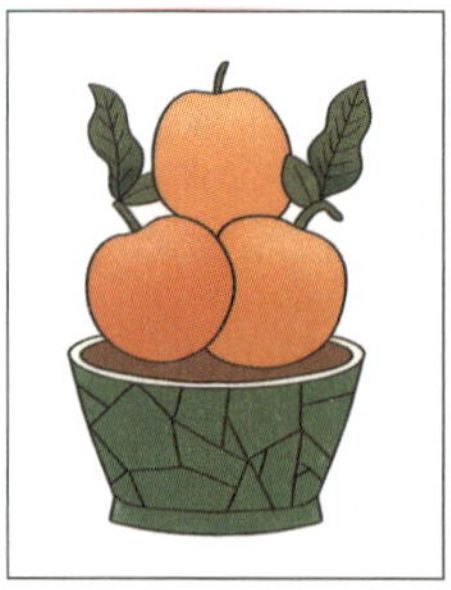 소과도	영수도	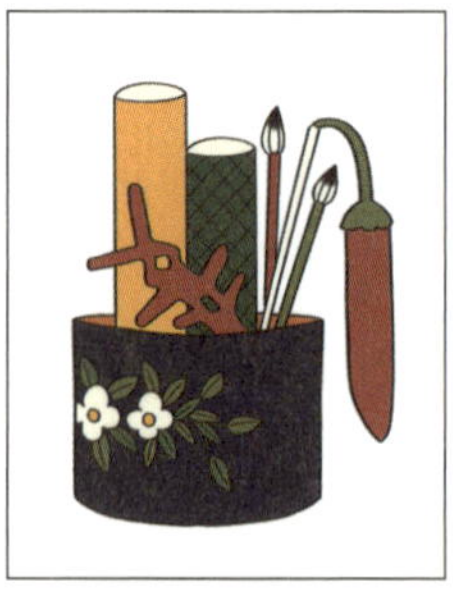 문방사우도
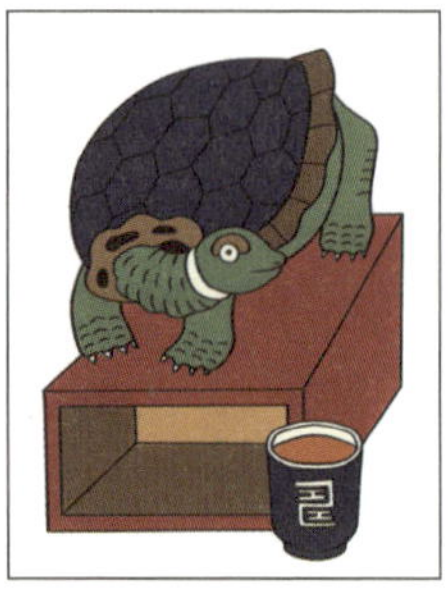 장수도	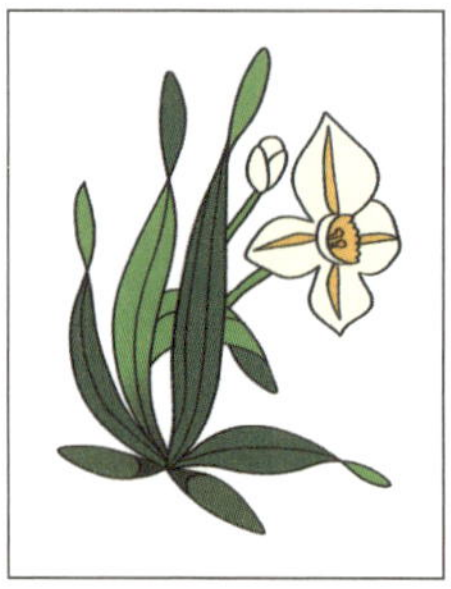 수선화	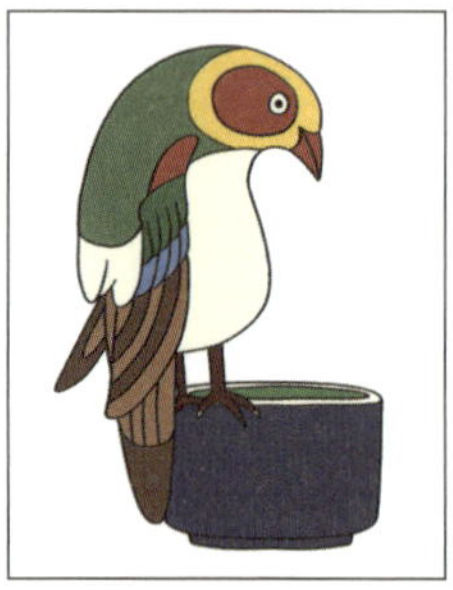 응복도	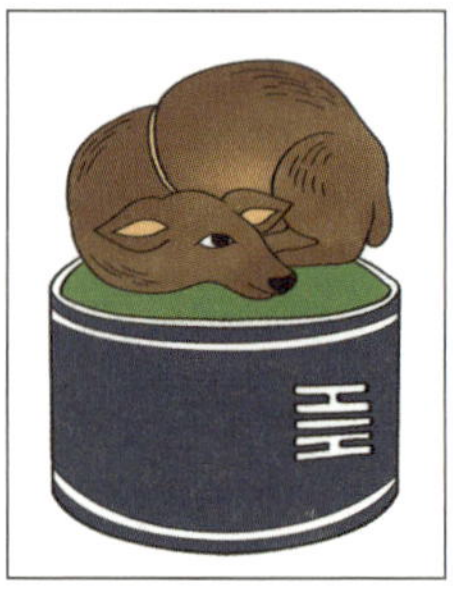 영모도
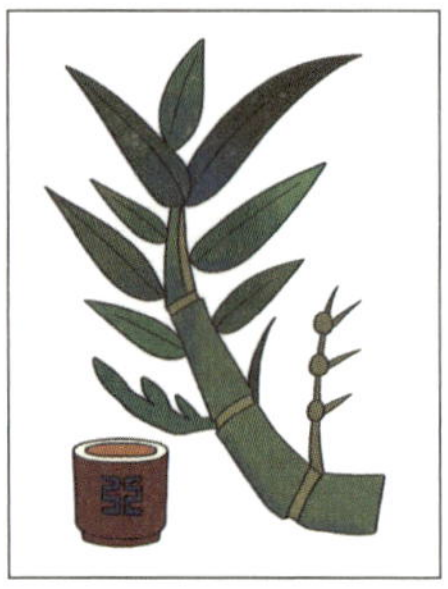 죽도	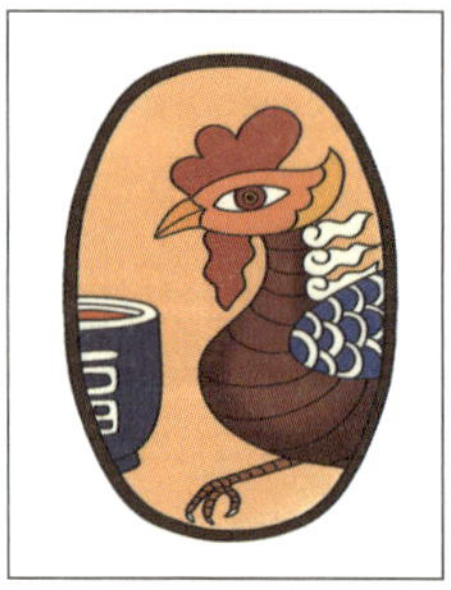 봉황도	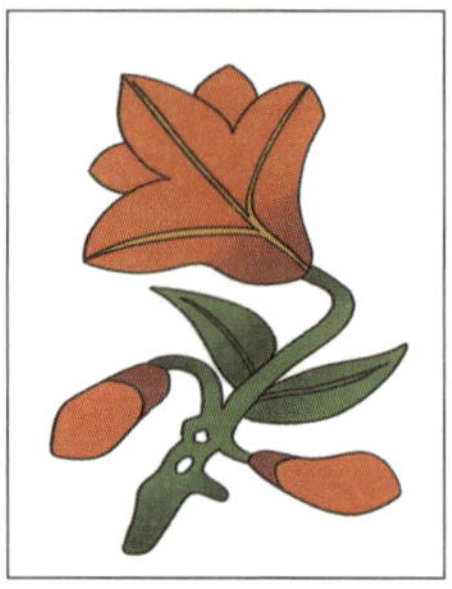 나리도	압도
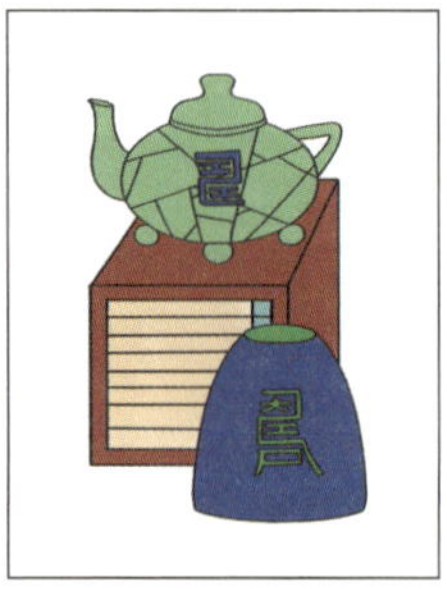 기물도	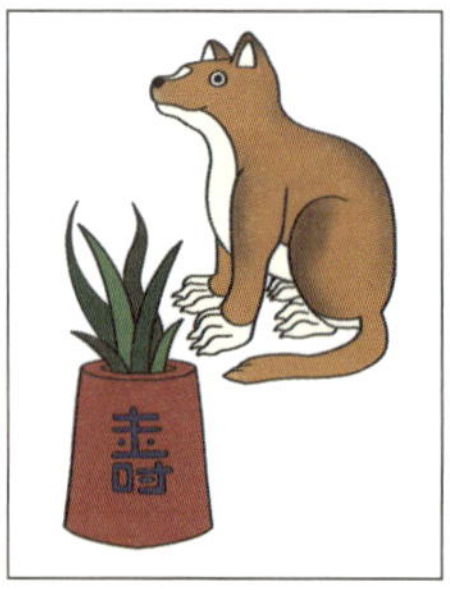 영수도	책가도	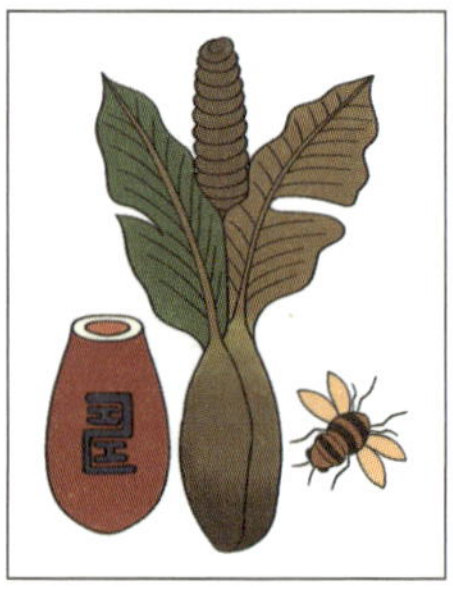 죽순도
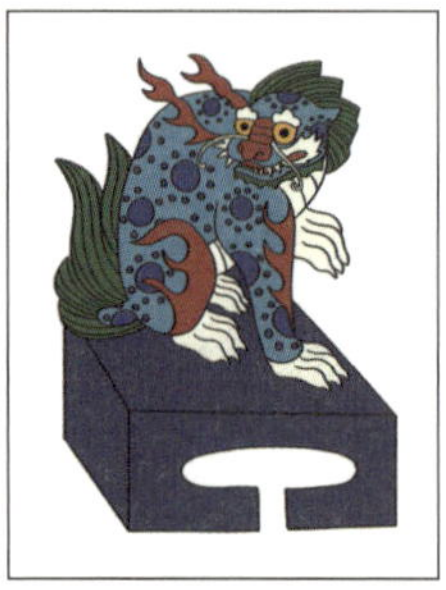 해태도	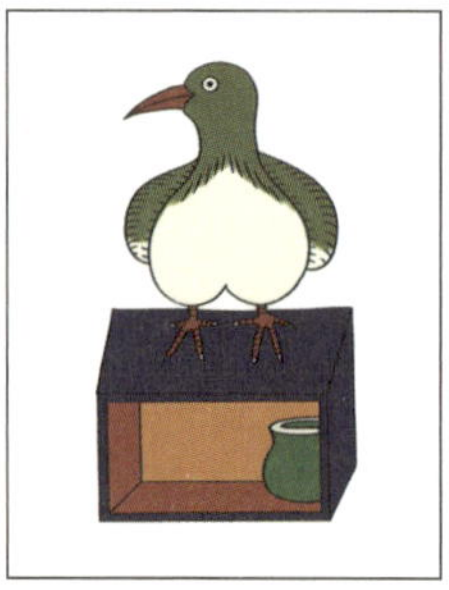 응복도	섬도	조병도

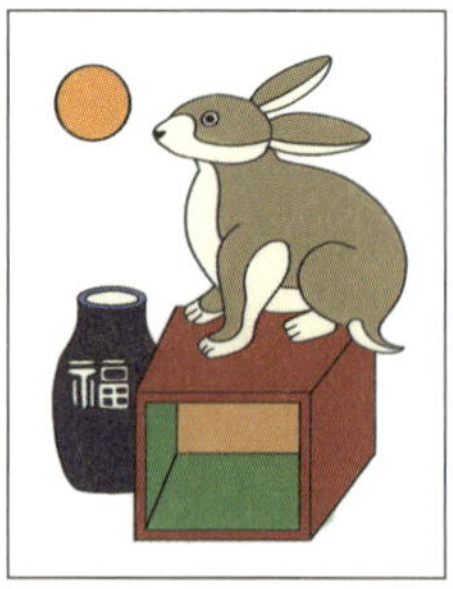

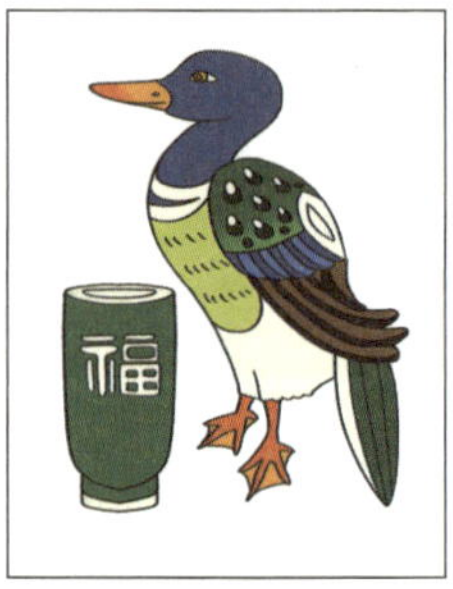

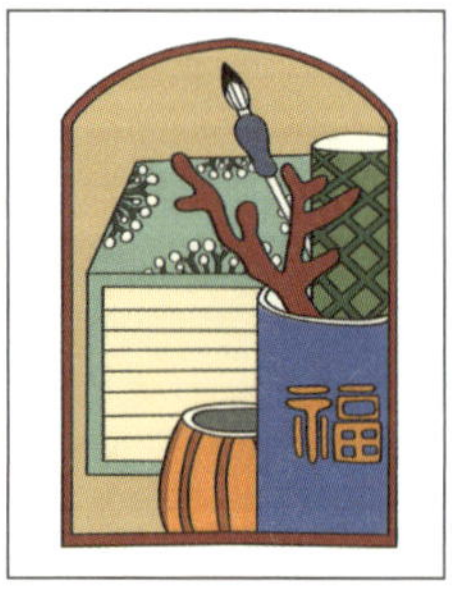

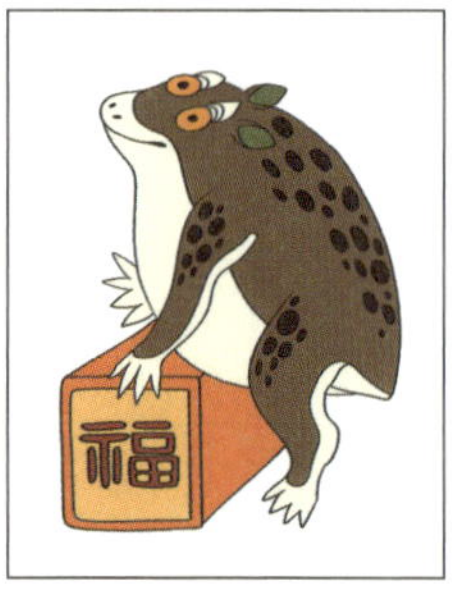

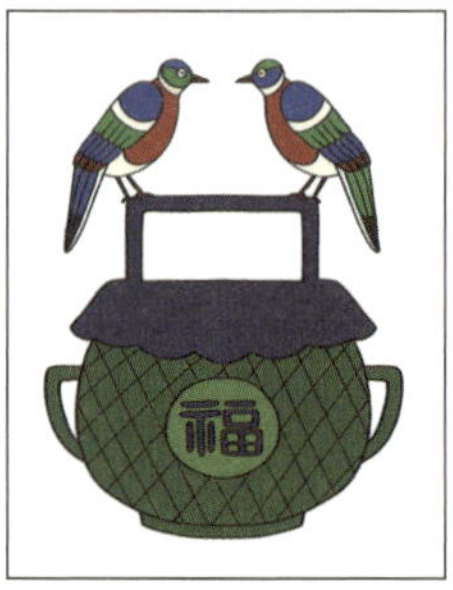

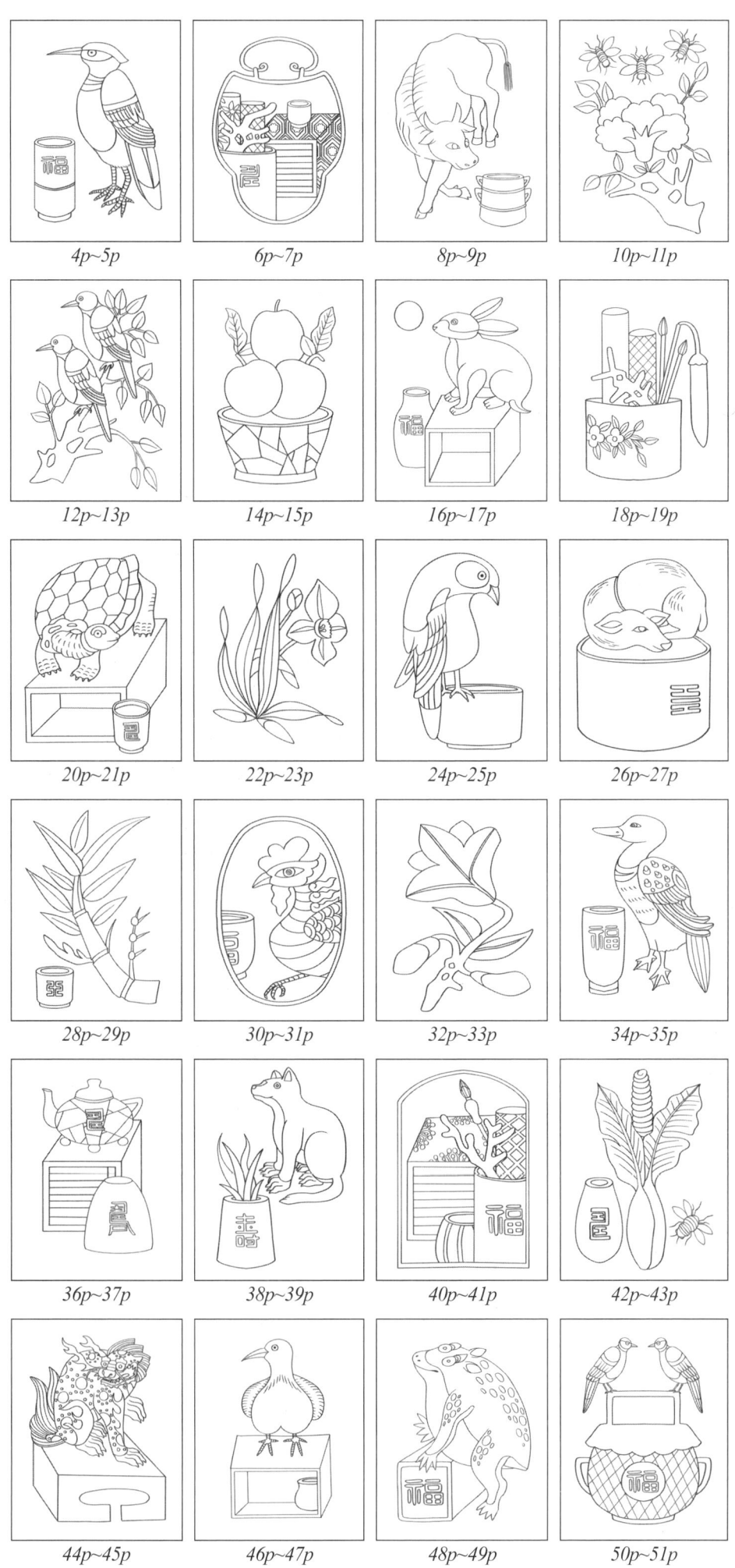

응복도

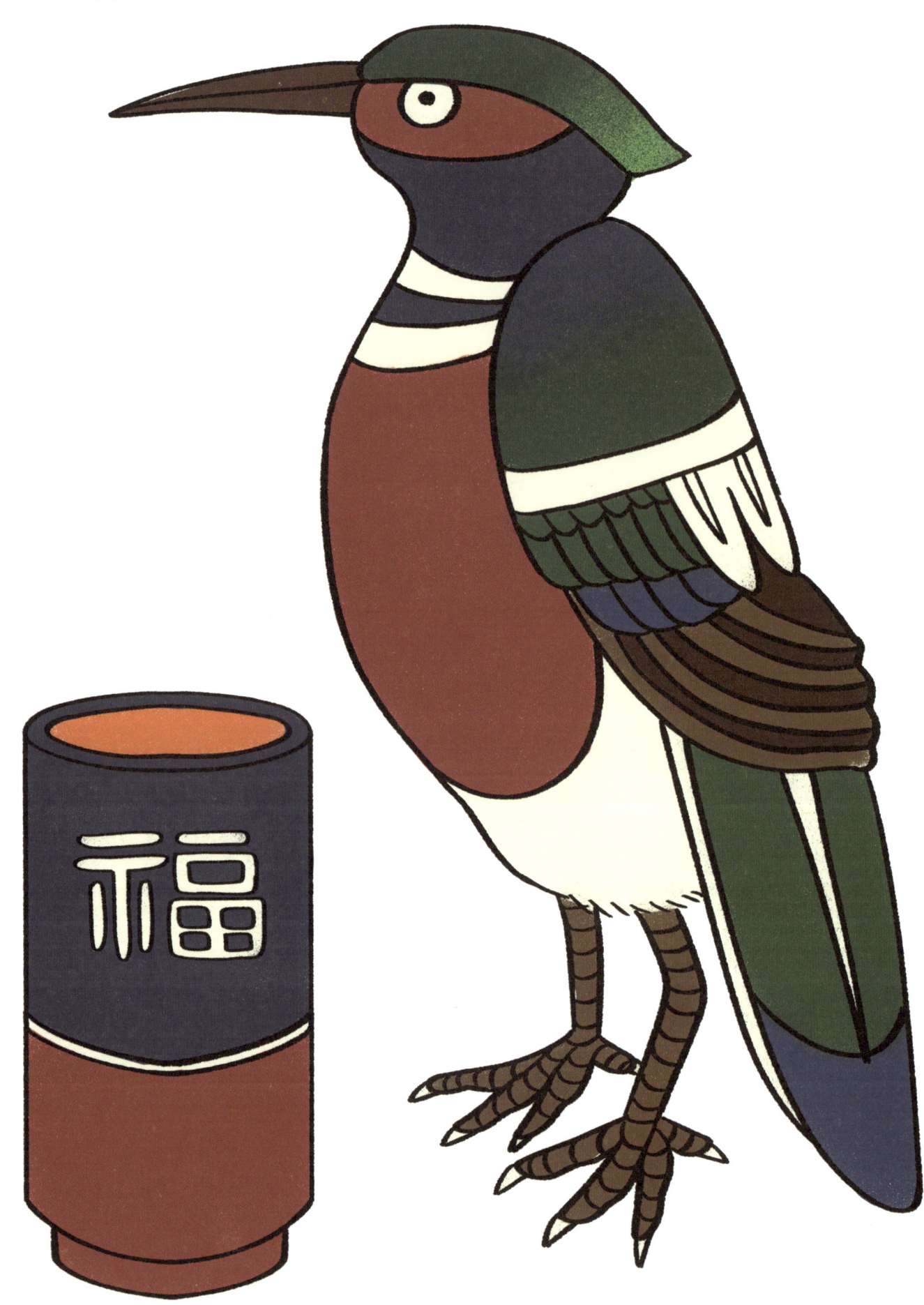

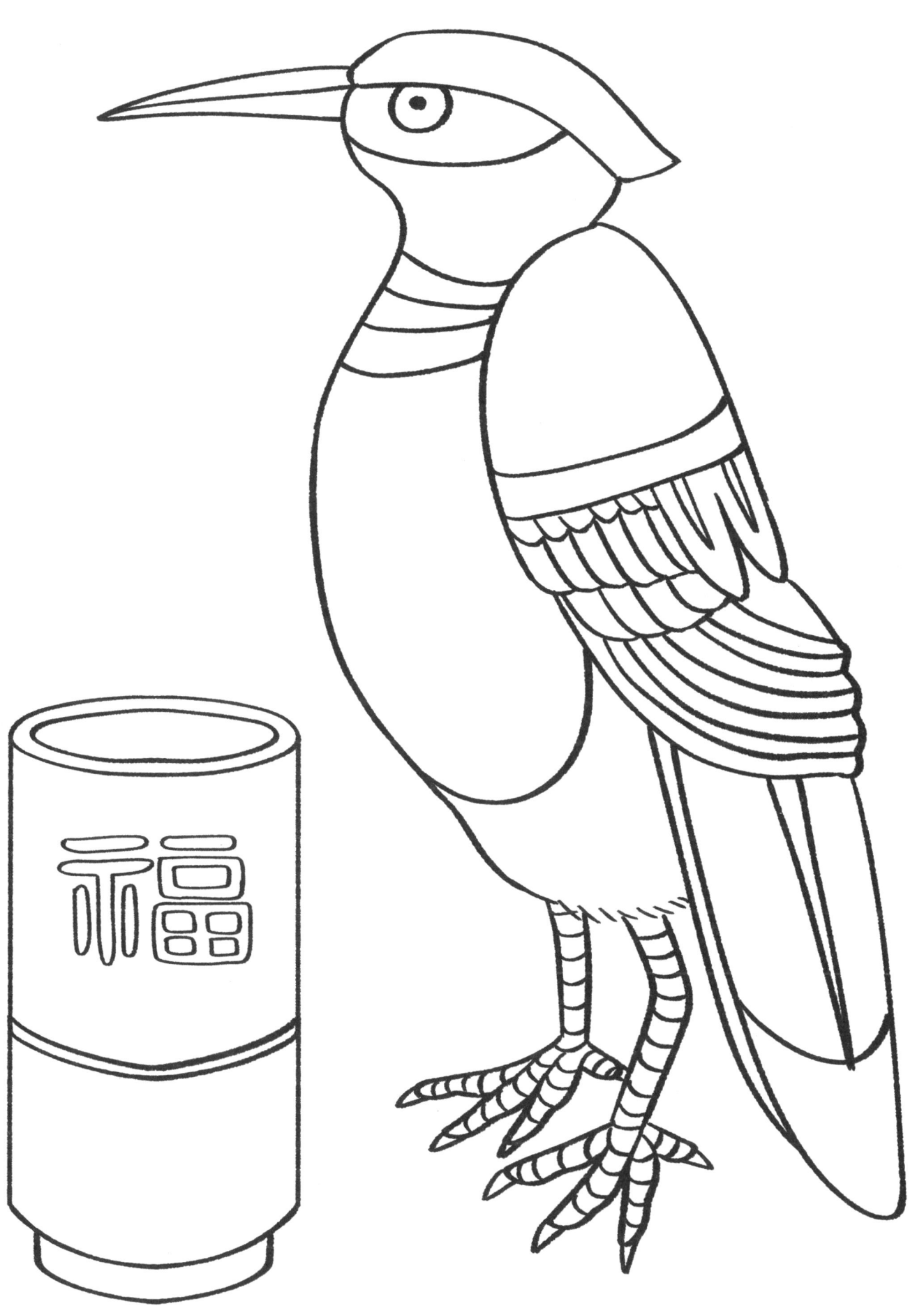

책가도

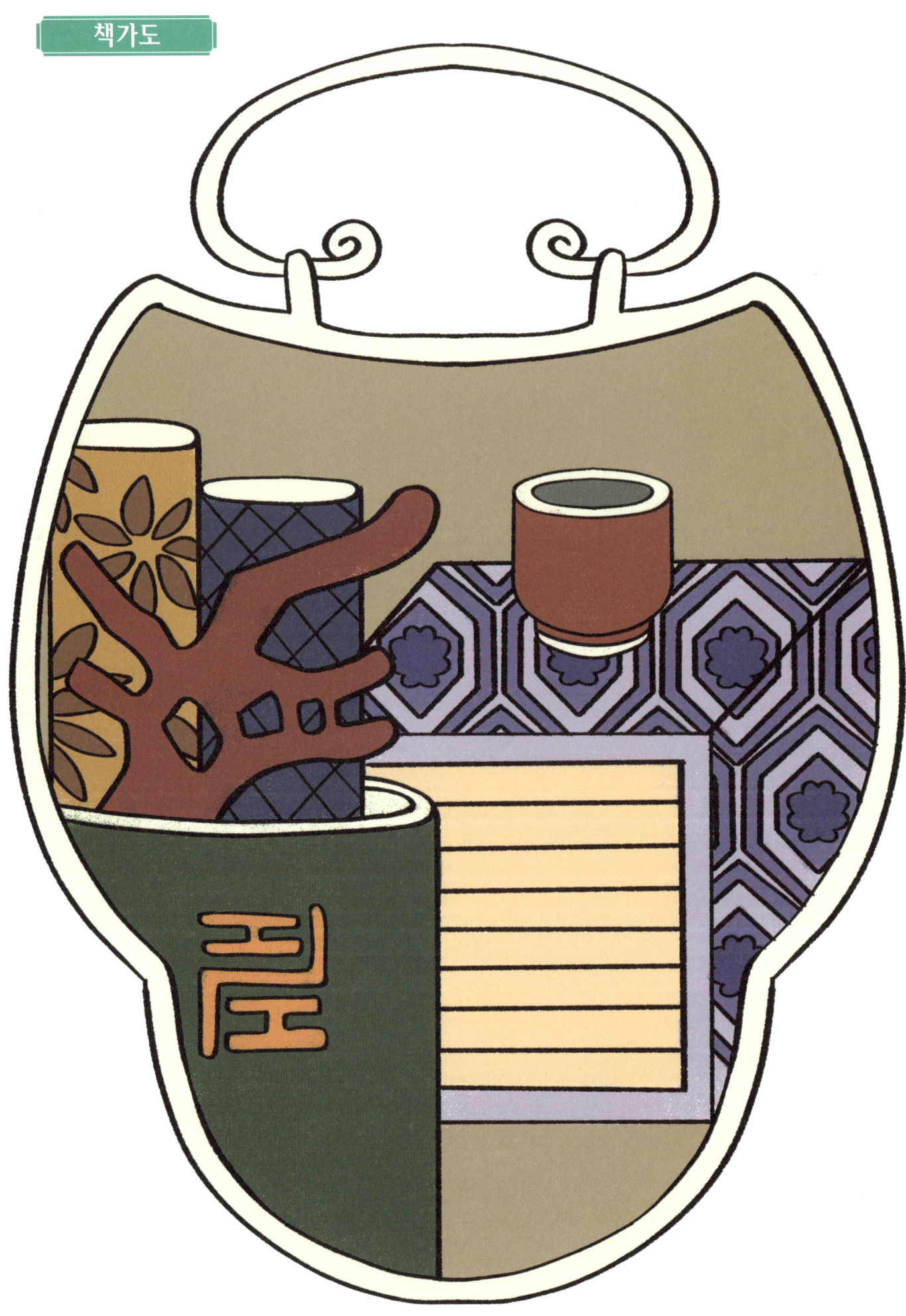

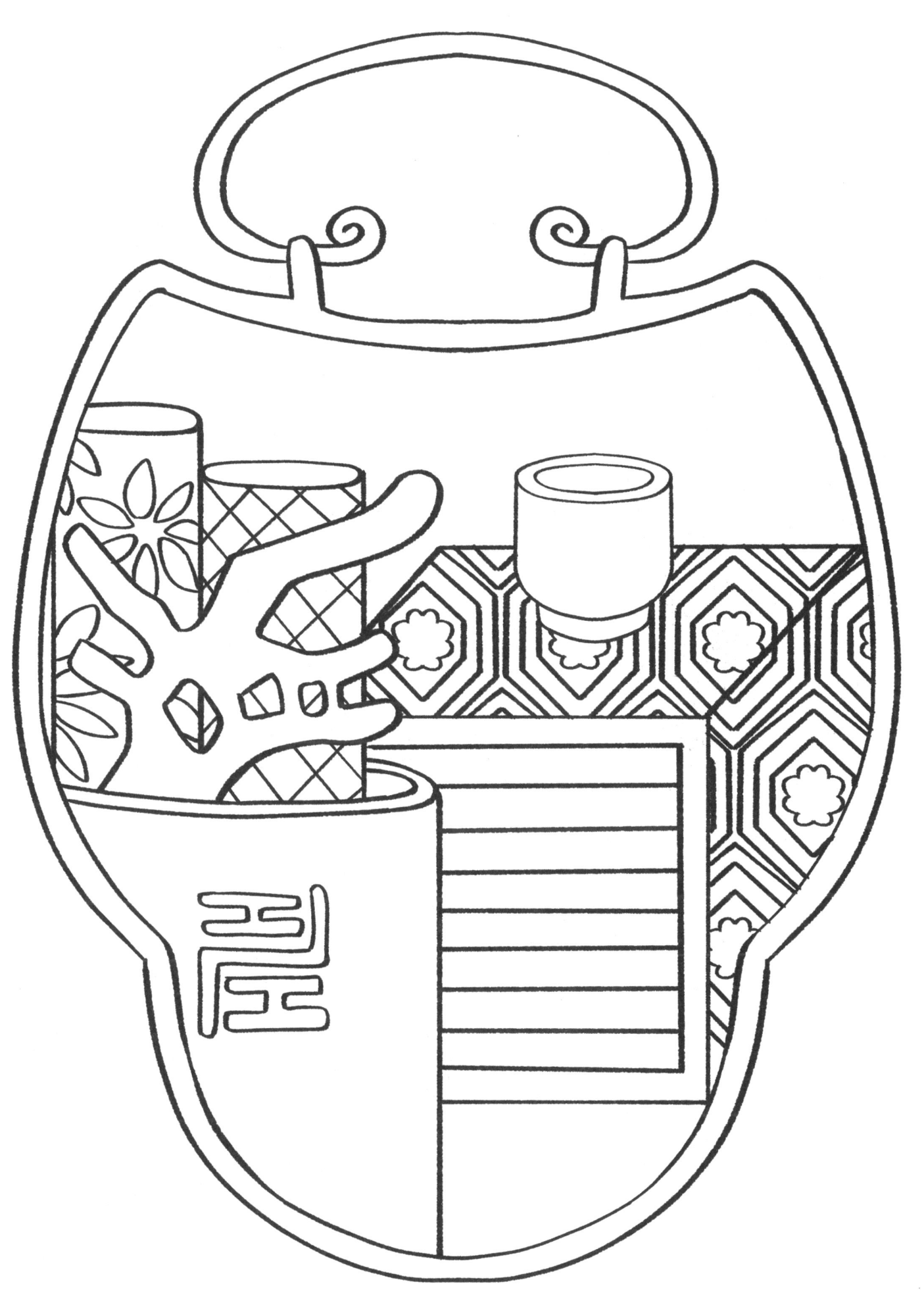

우도

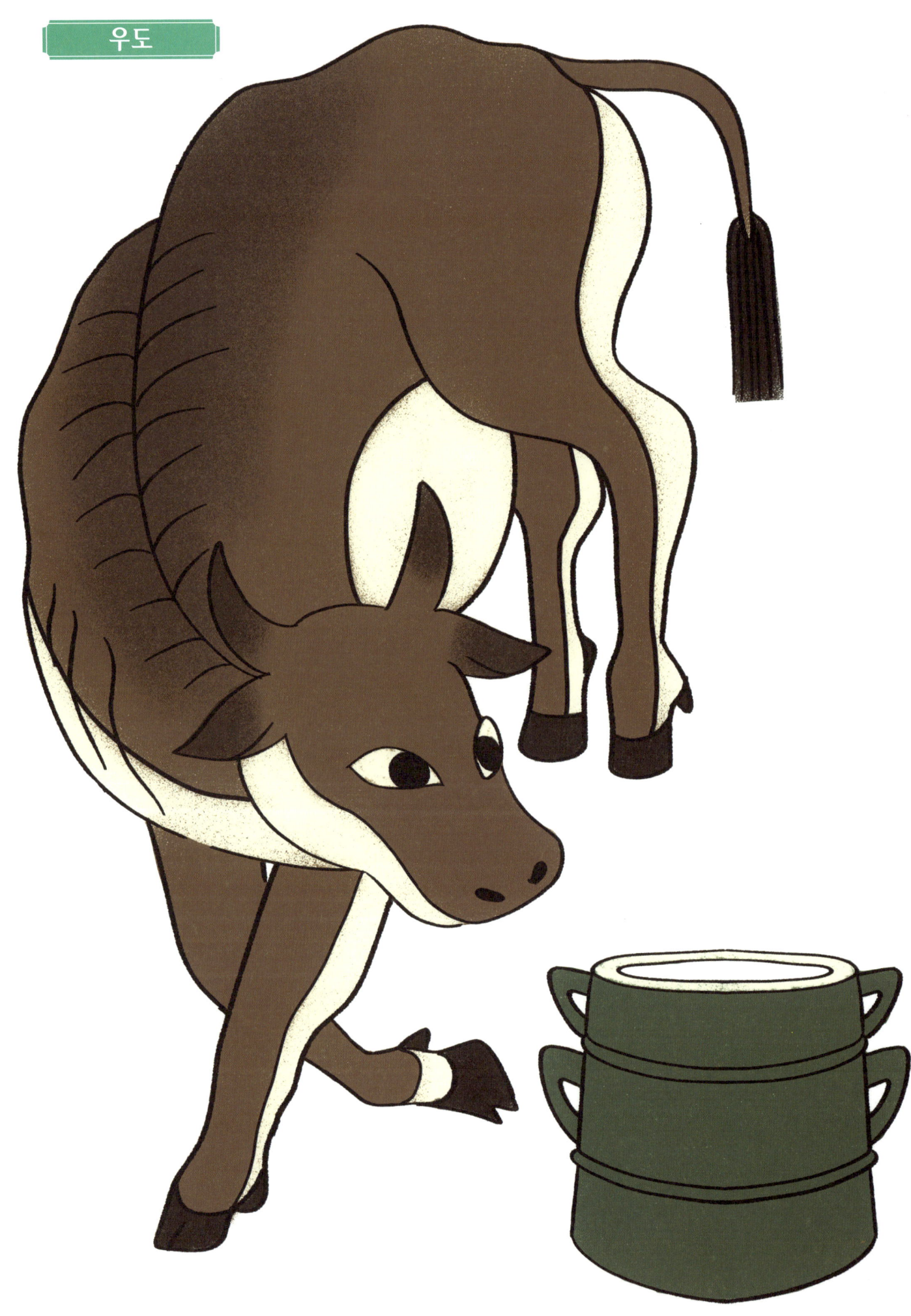

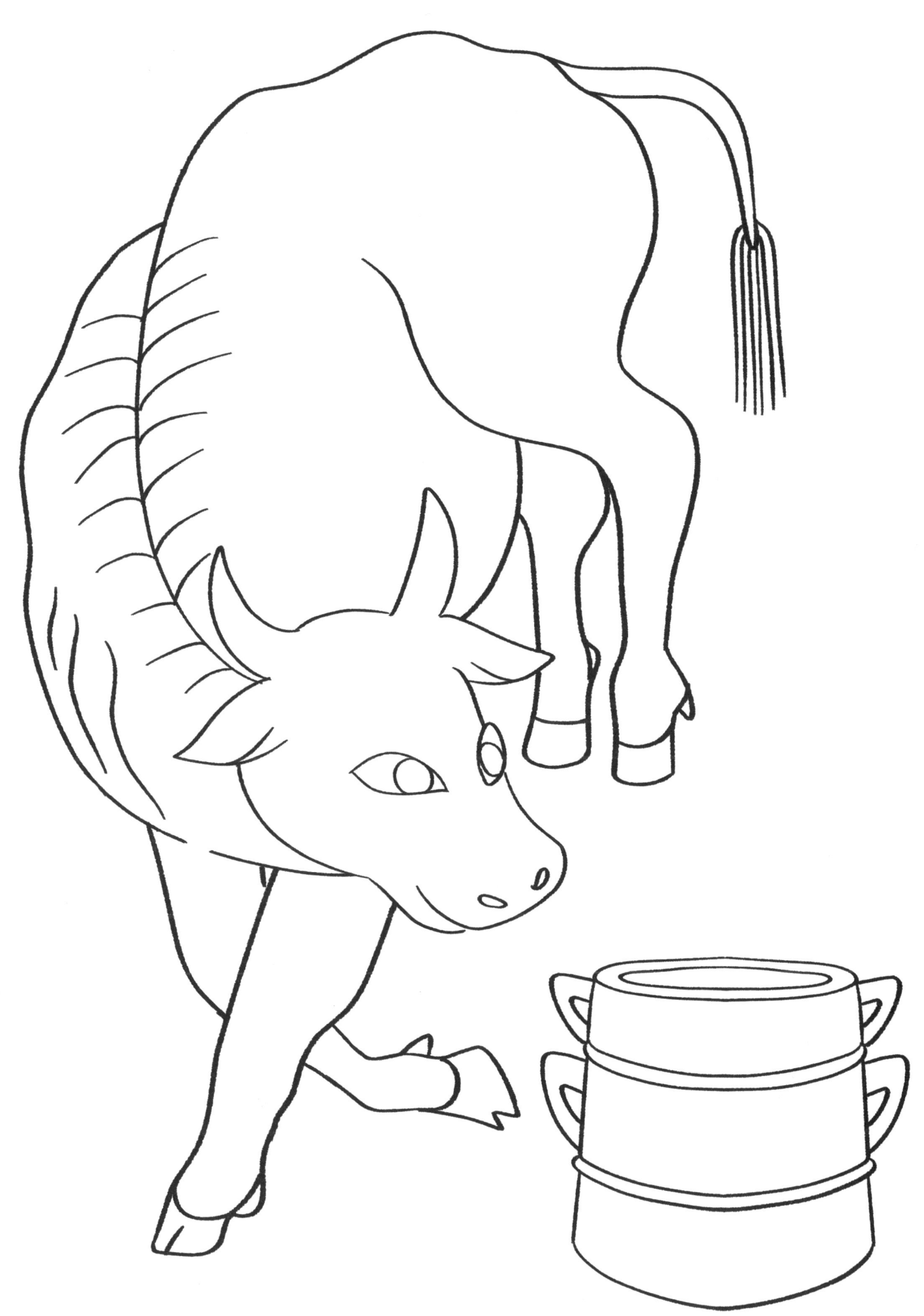

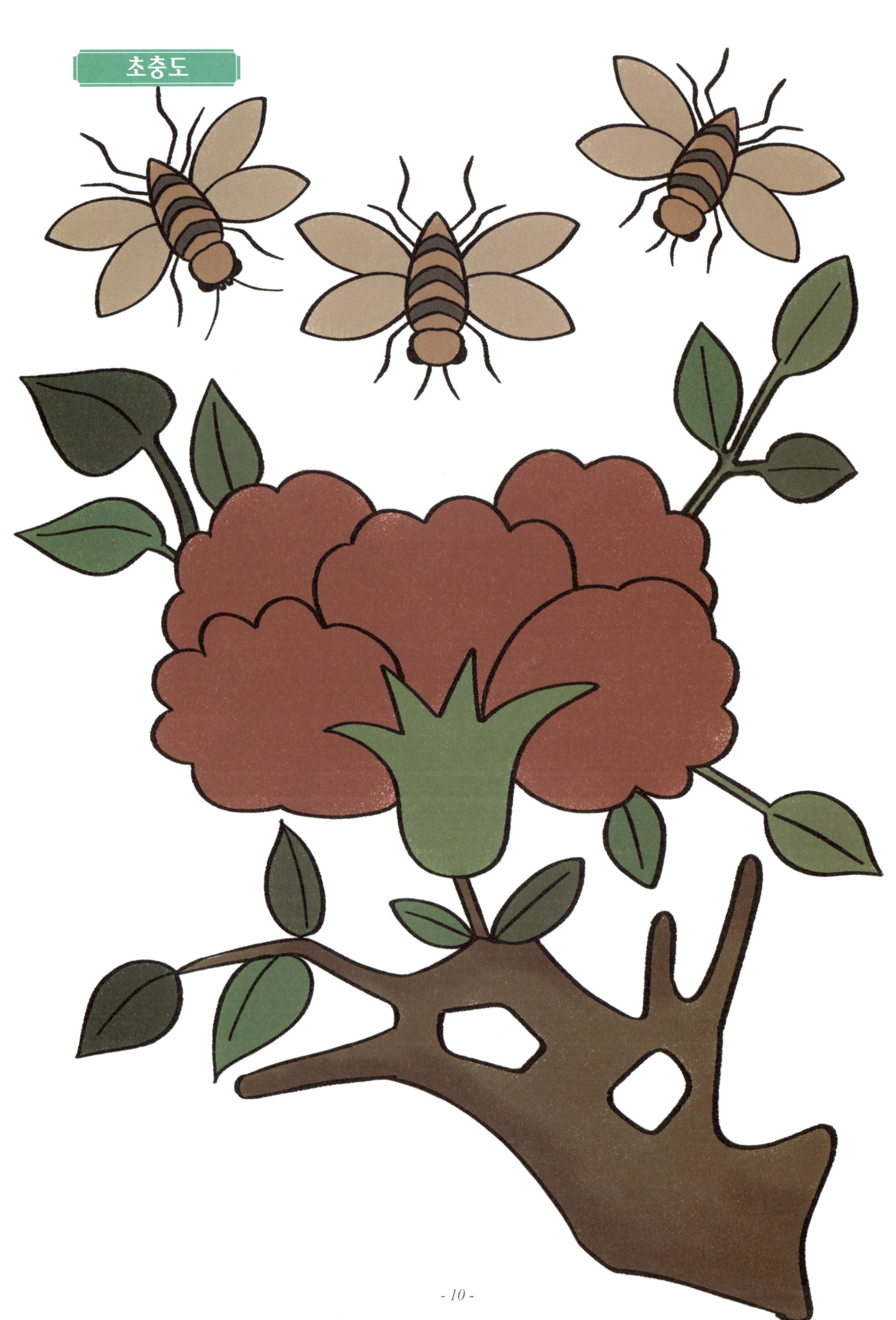

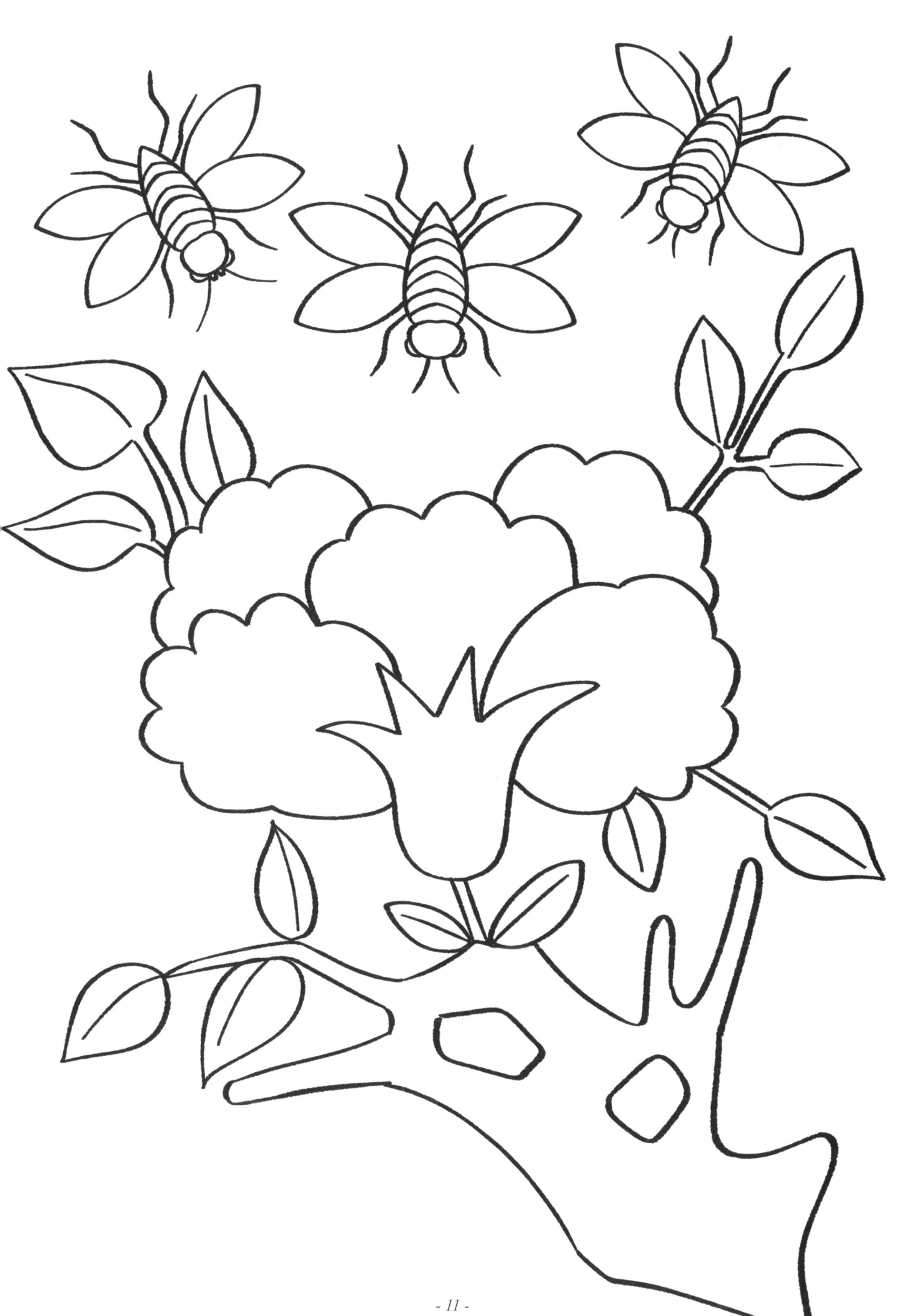

화조도

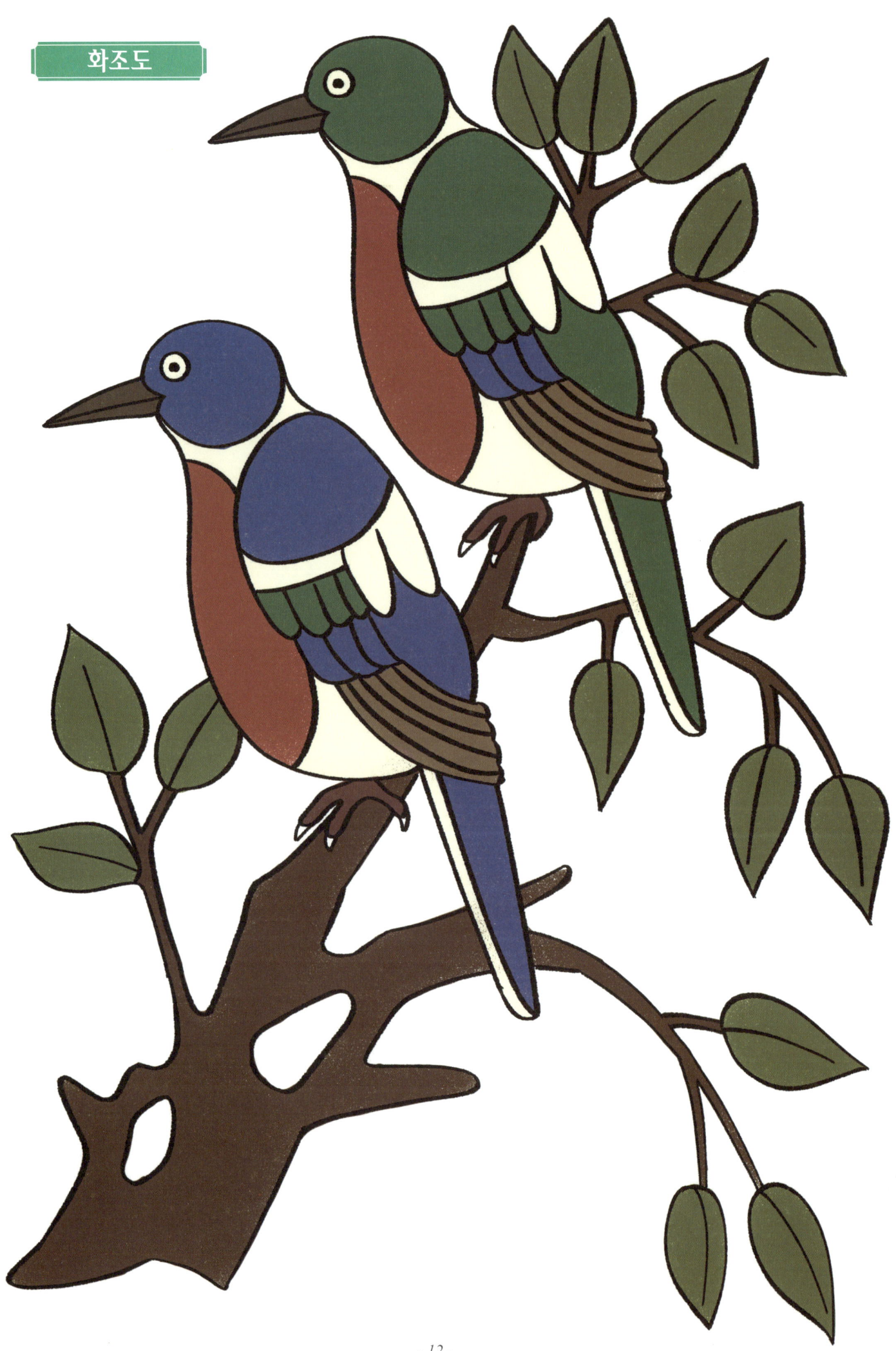

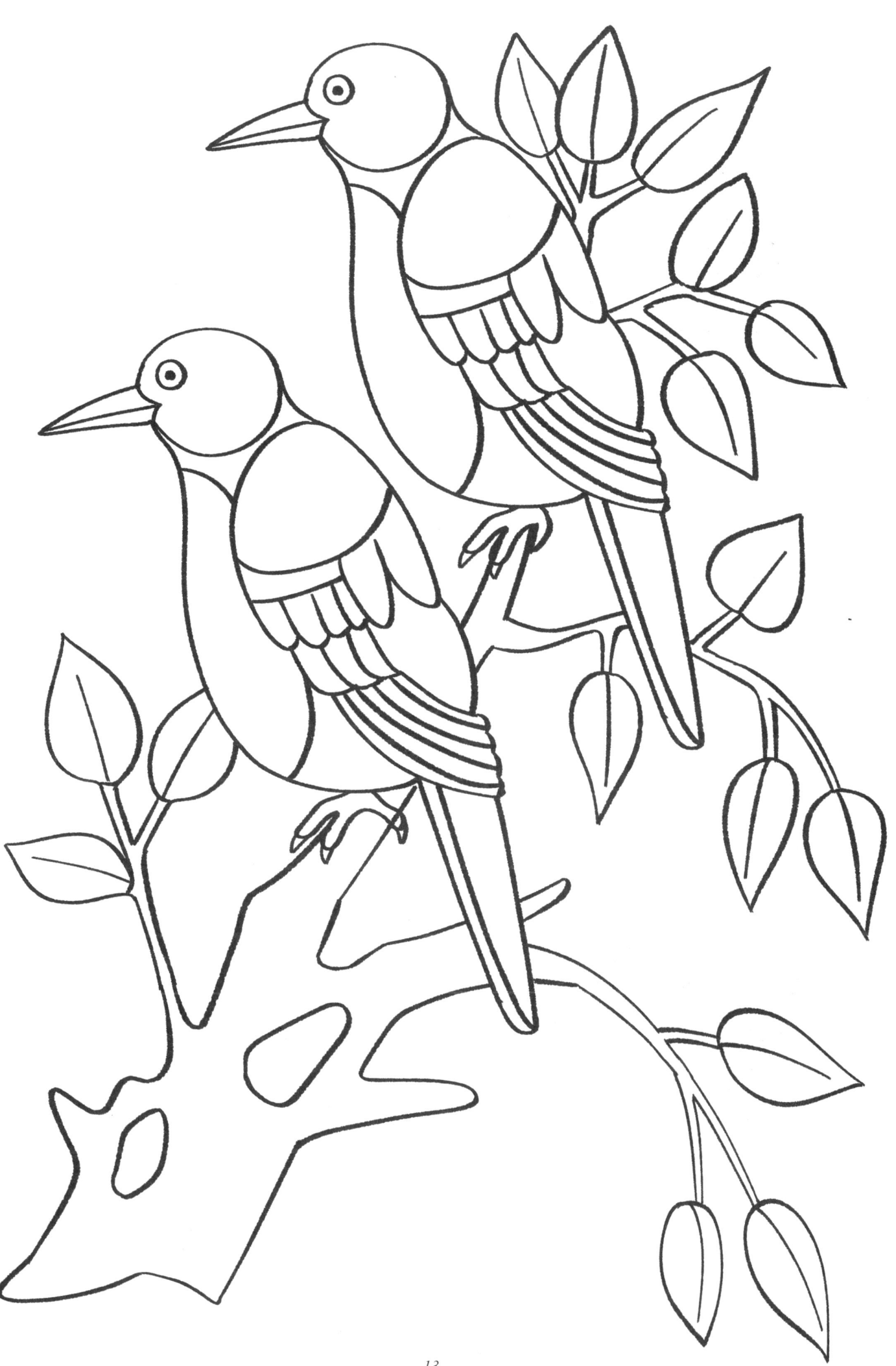

소과도

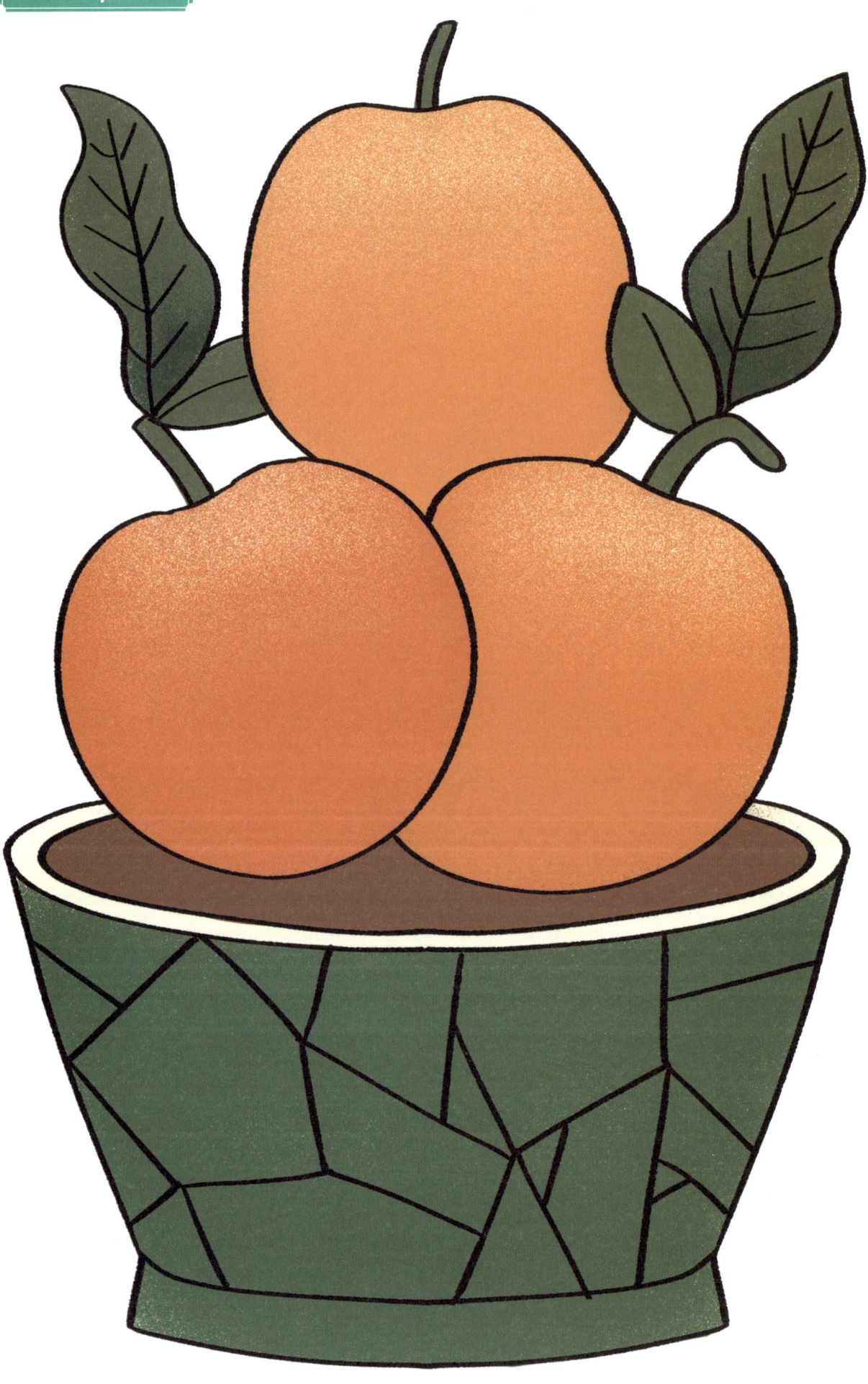

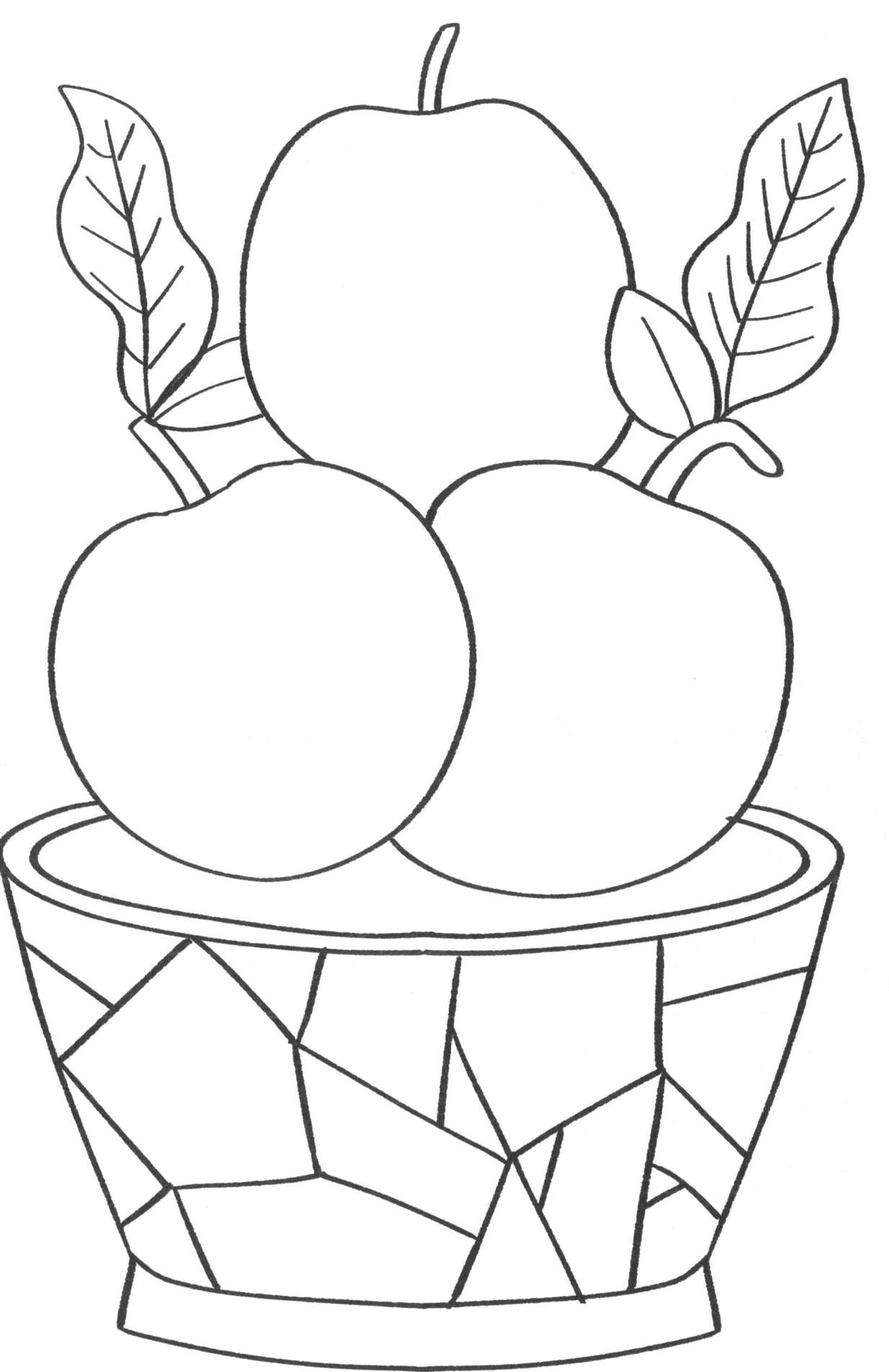

영수도

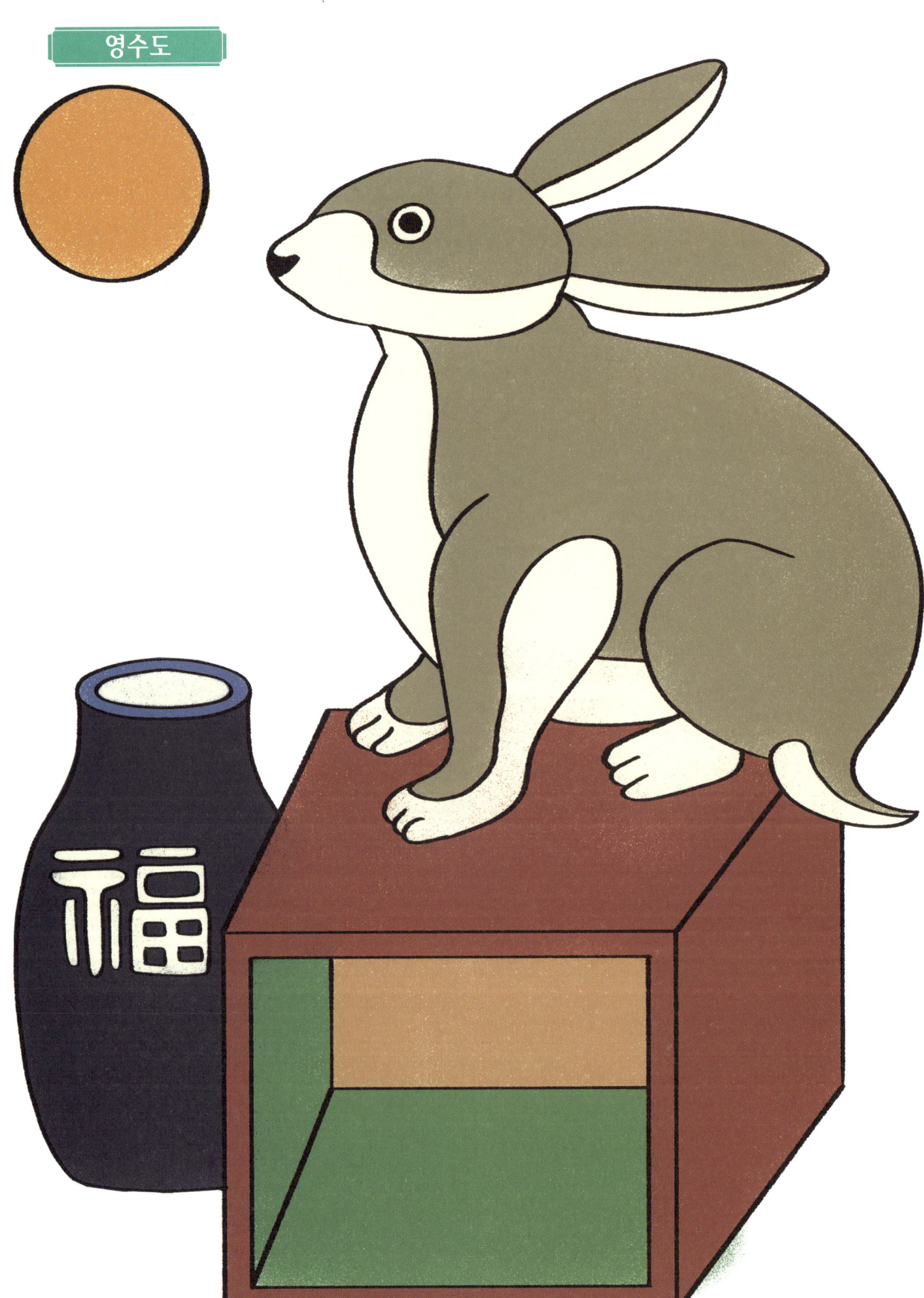

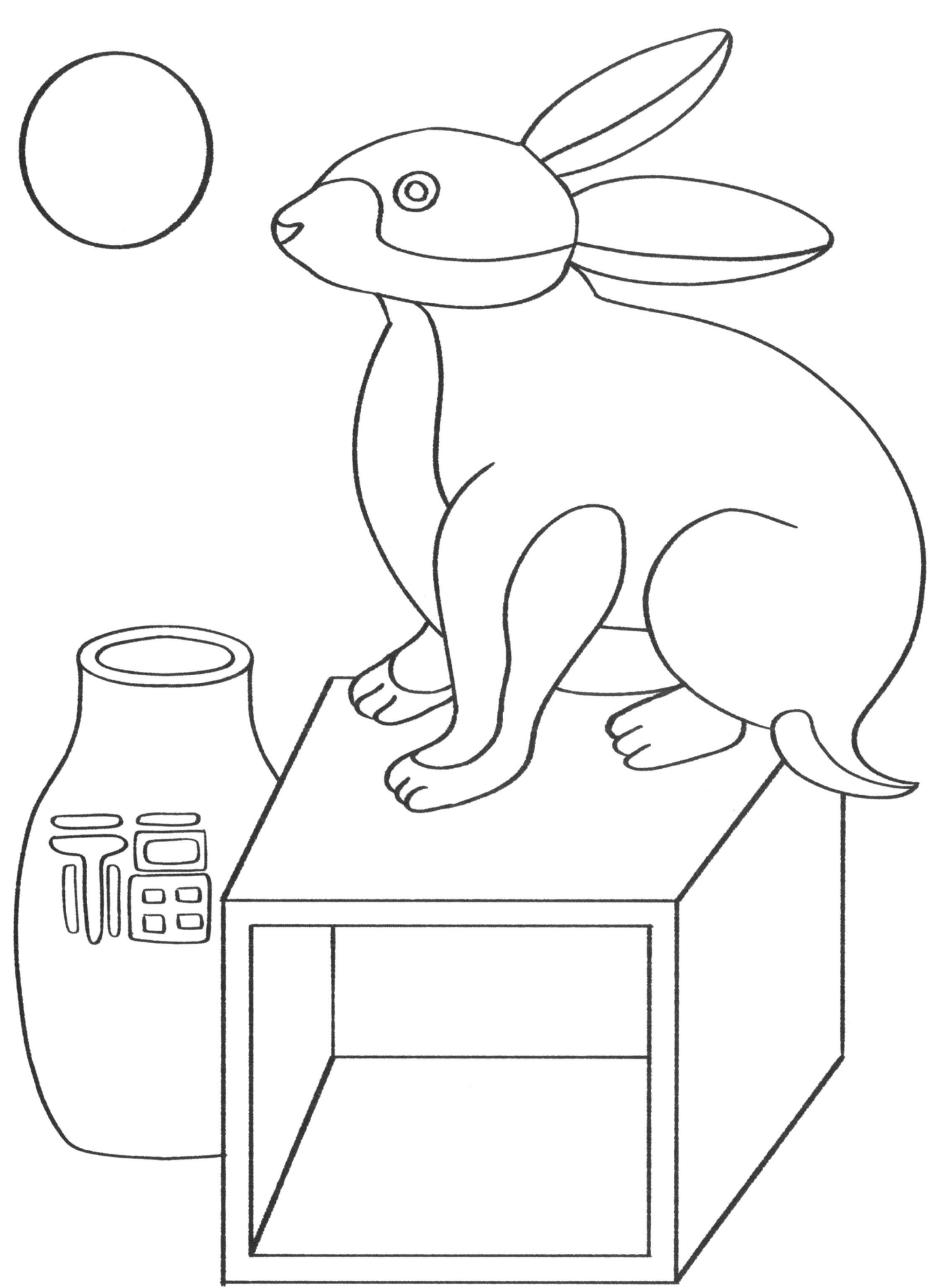

문방사우도

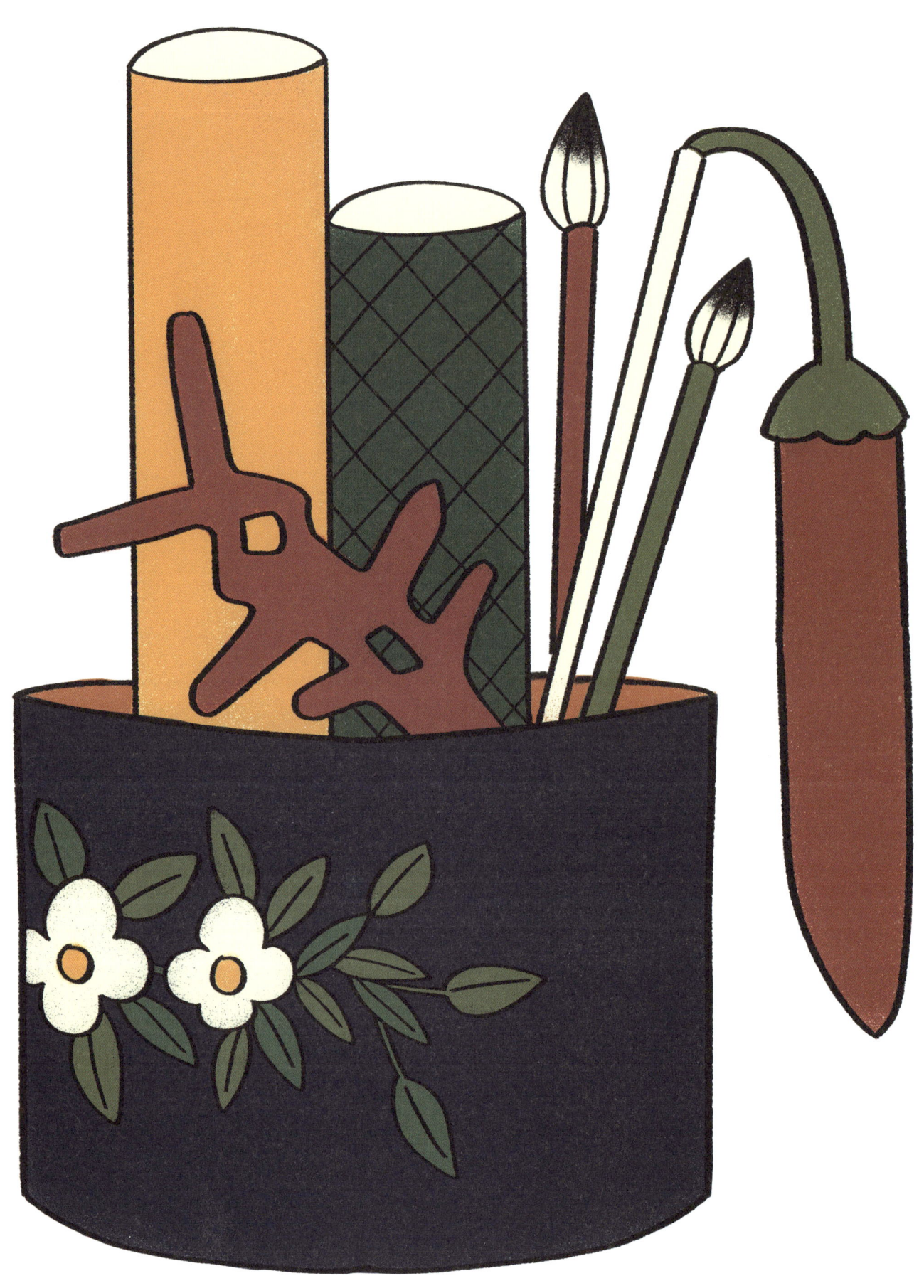

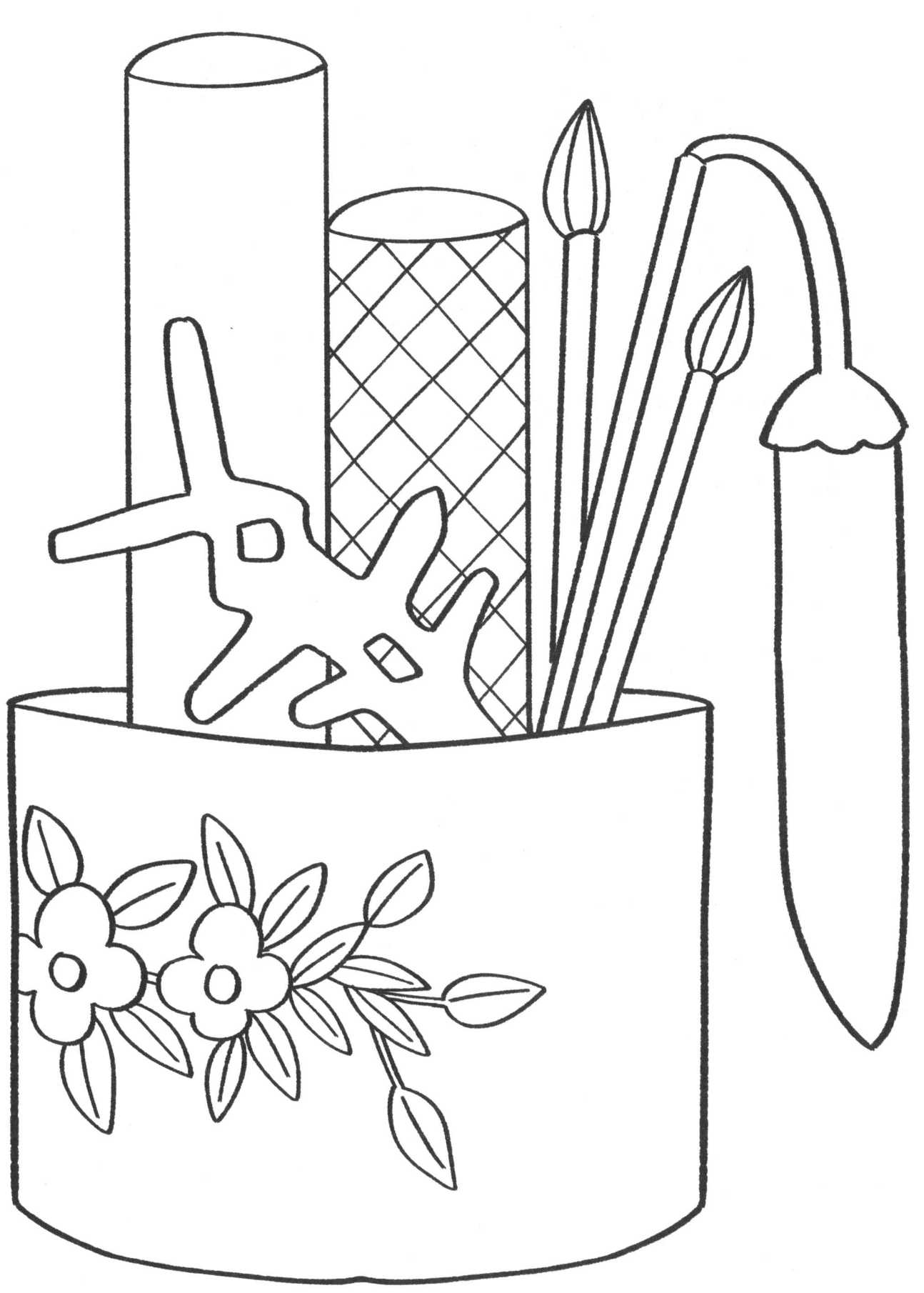

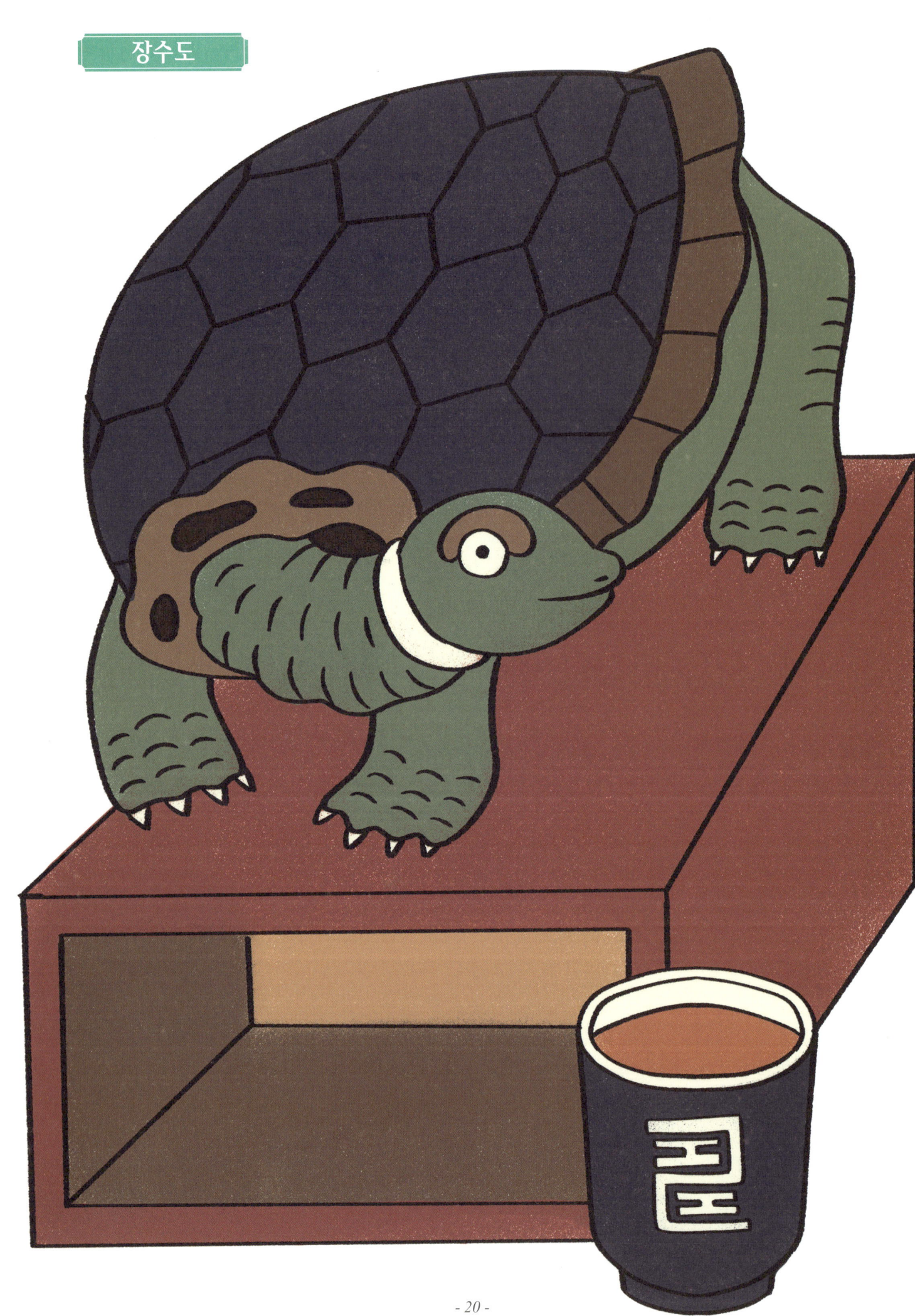

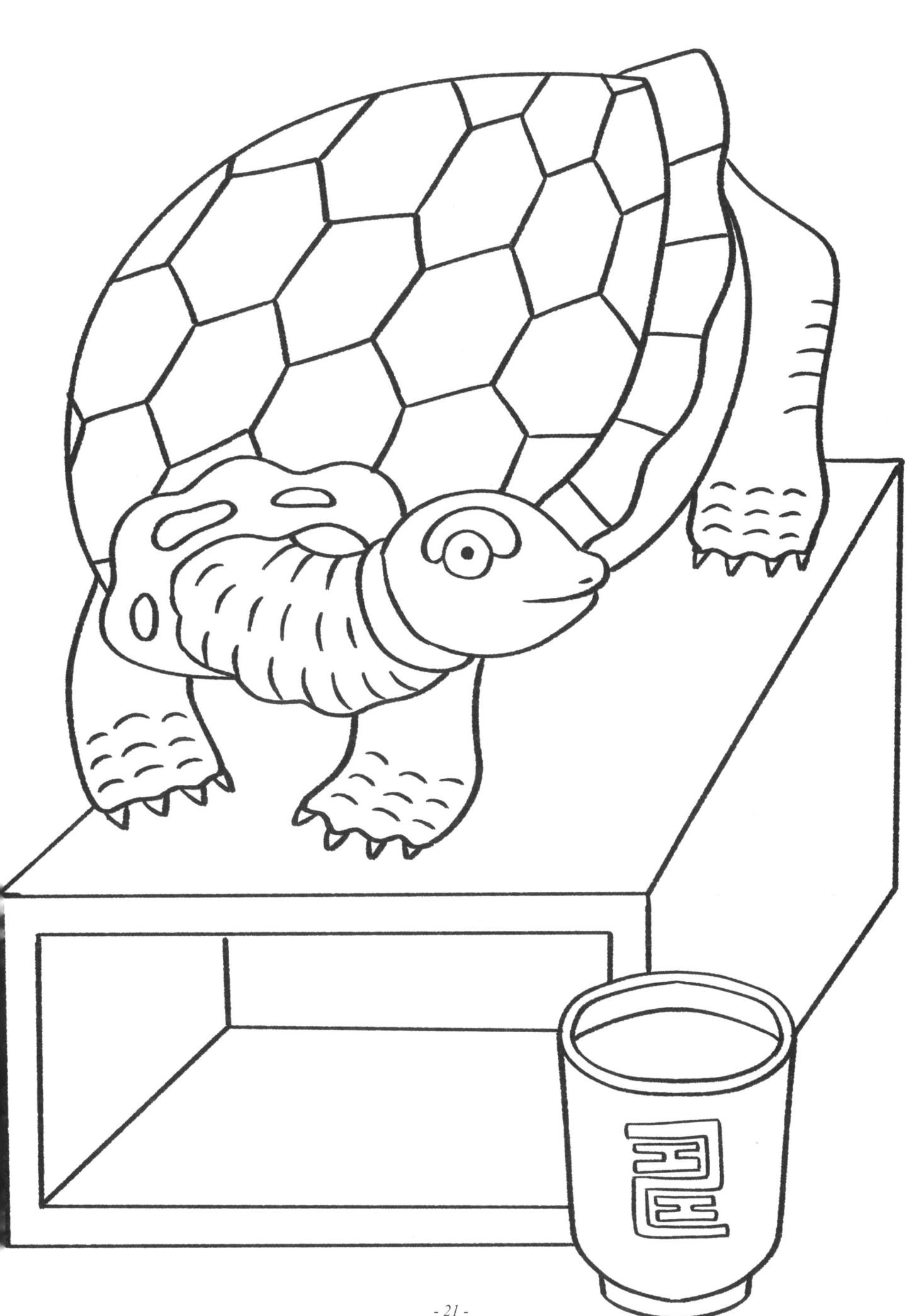

수선화

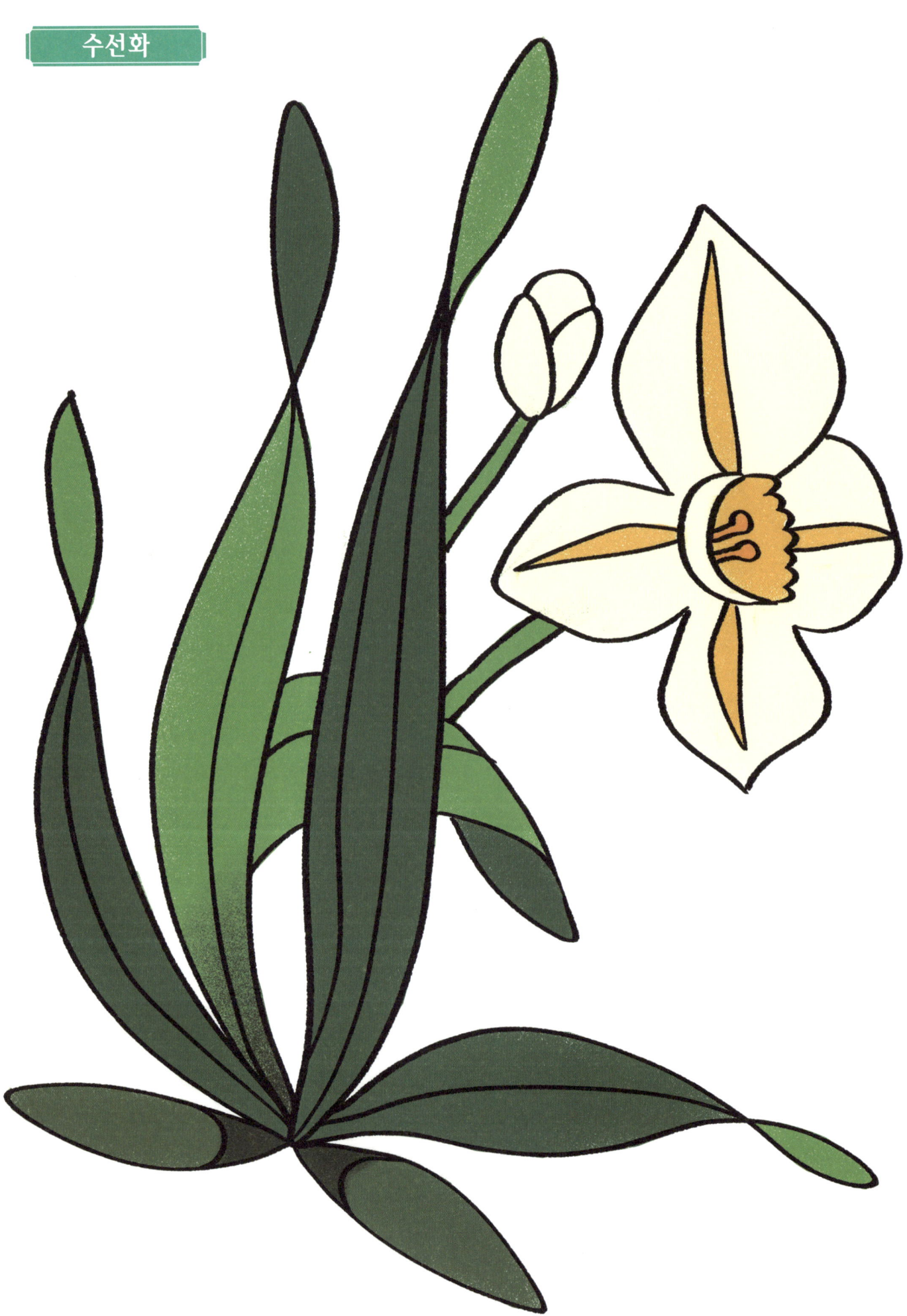

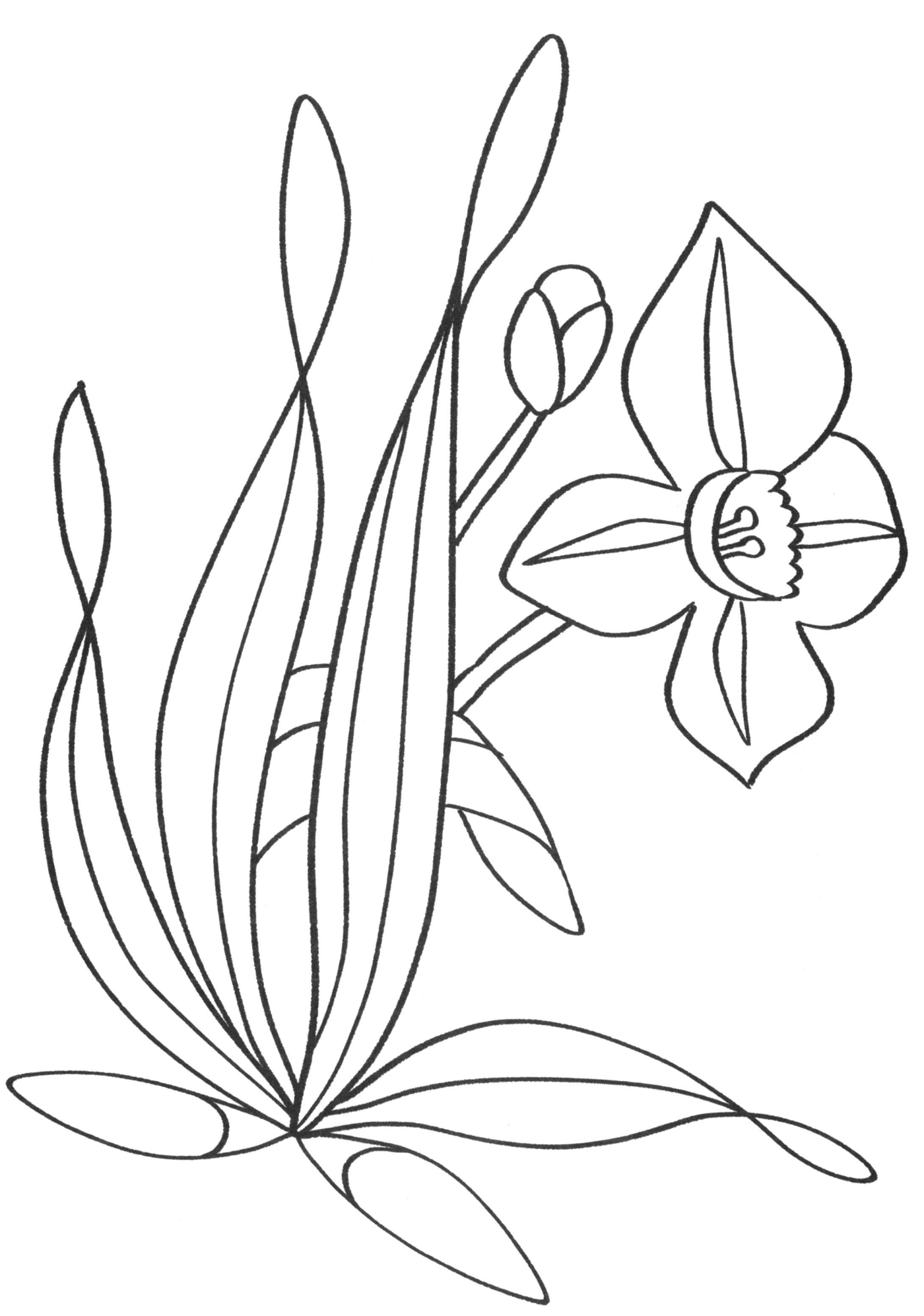

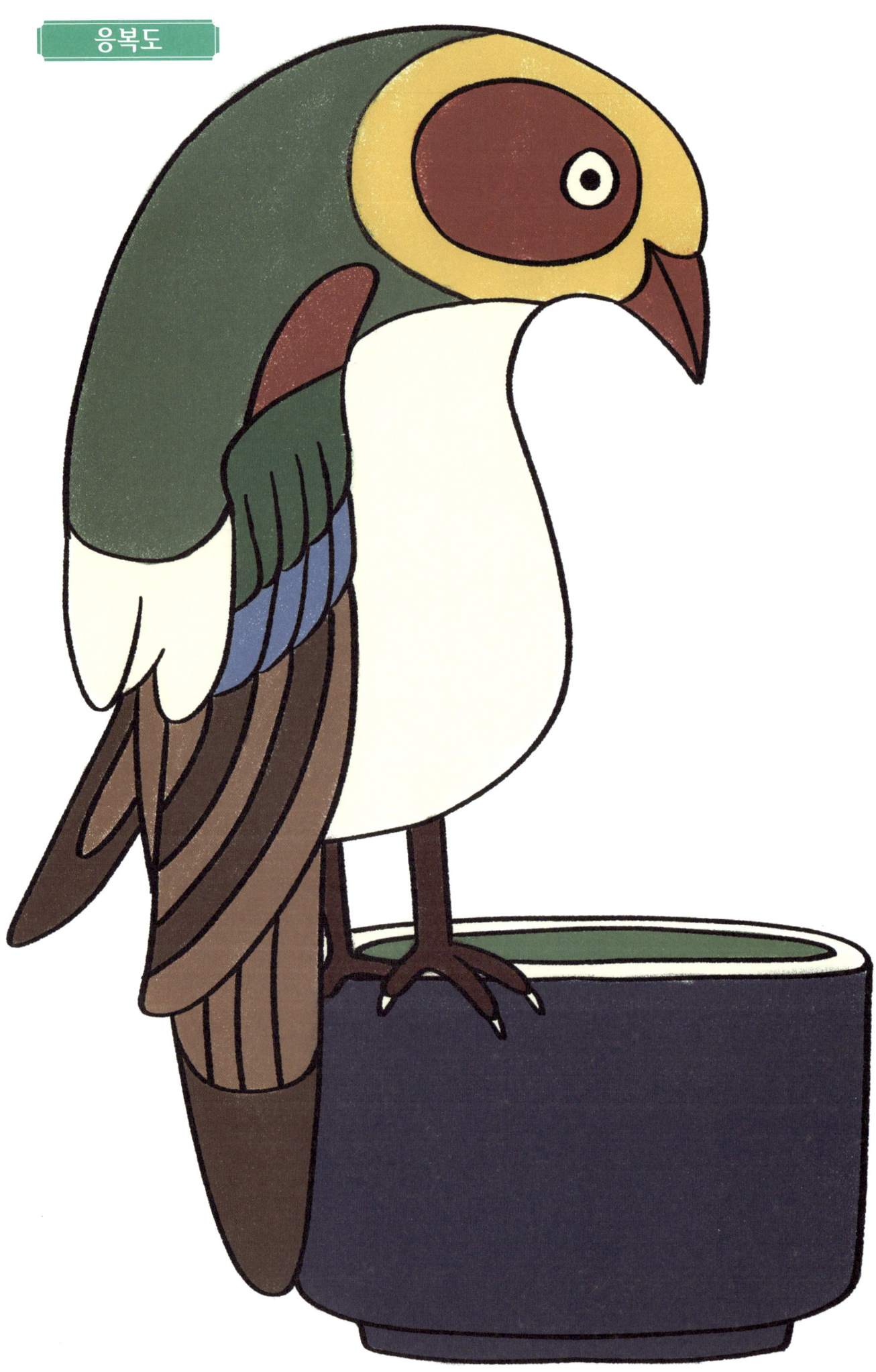

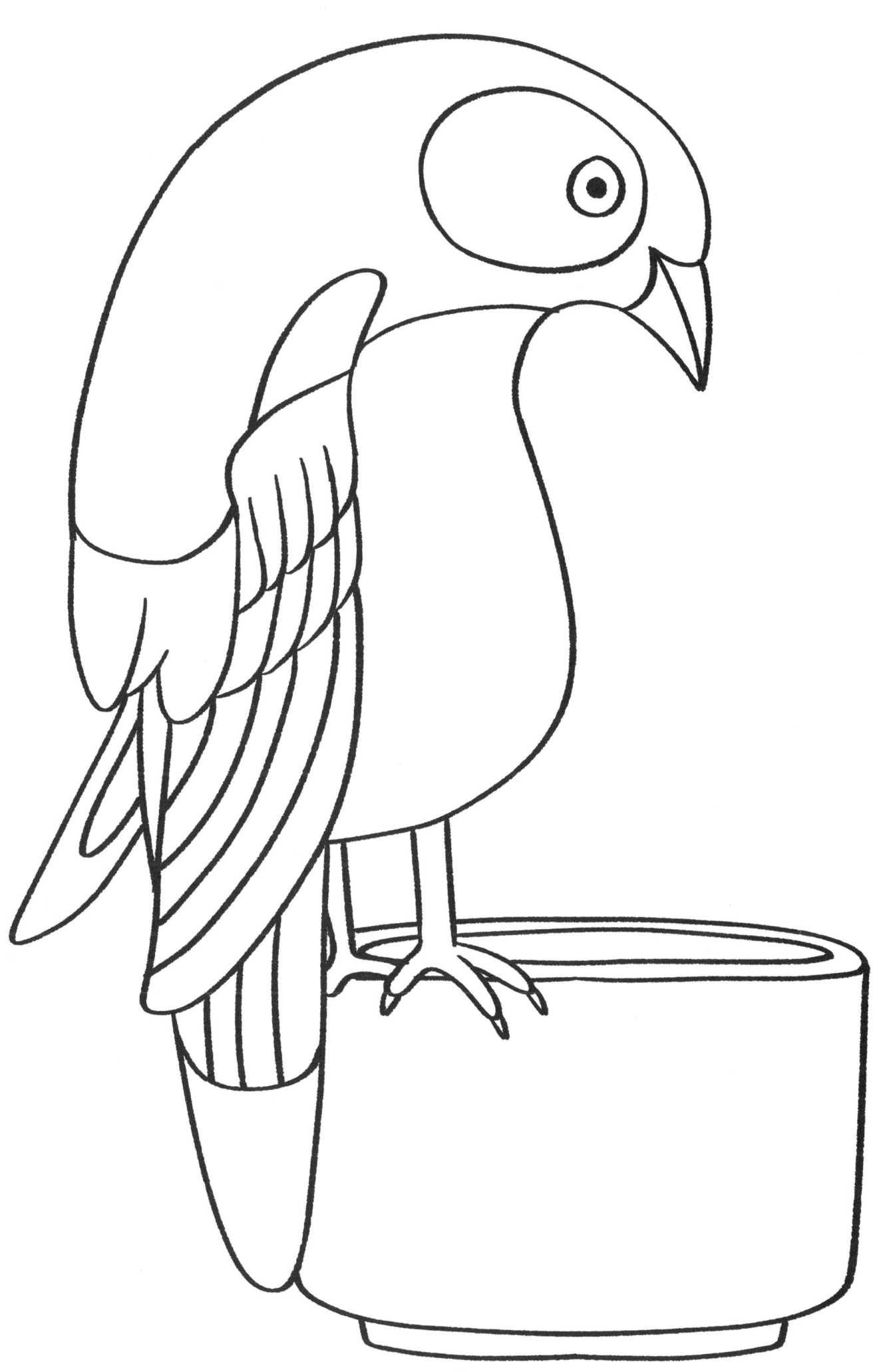

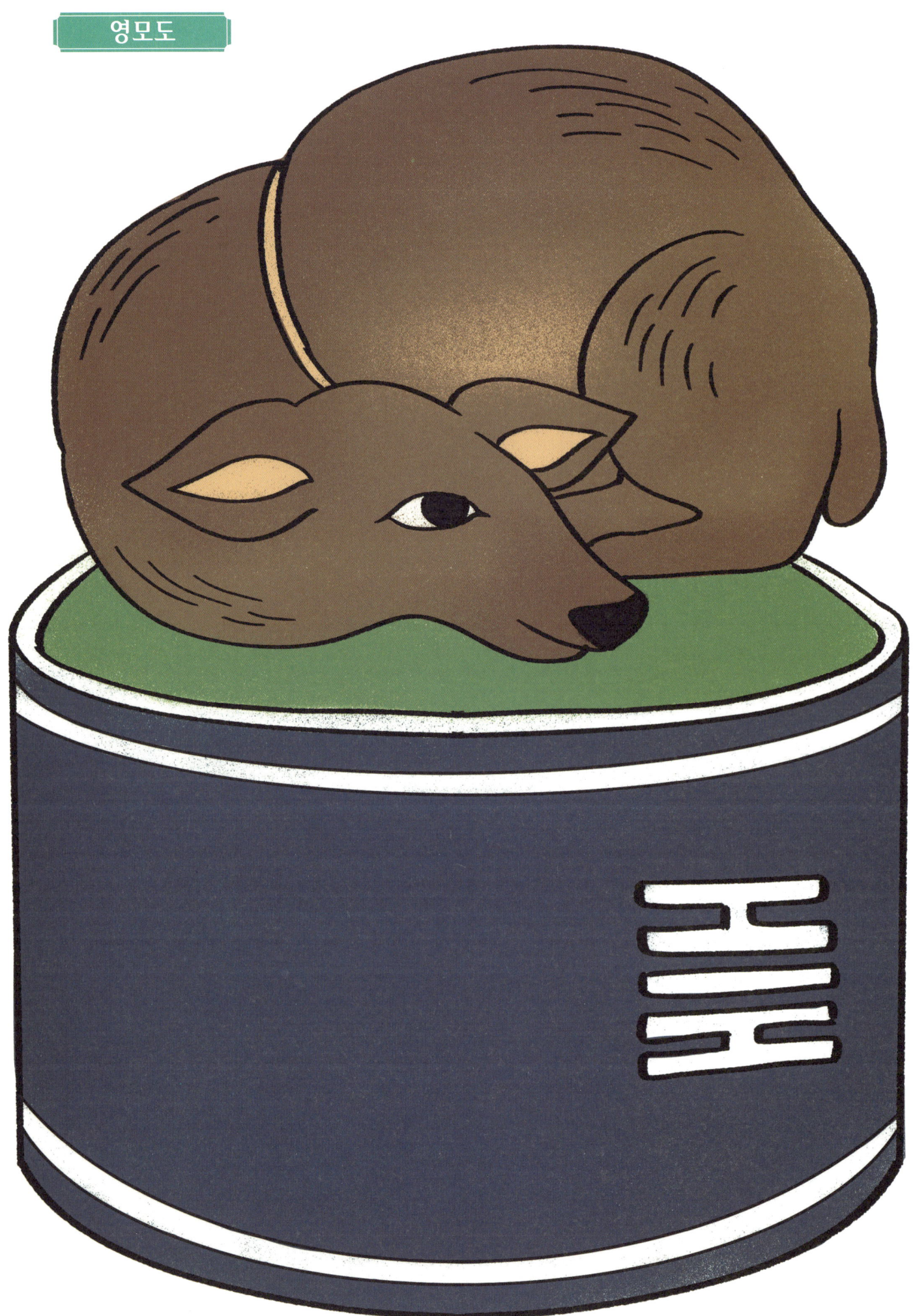

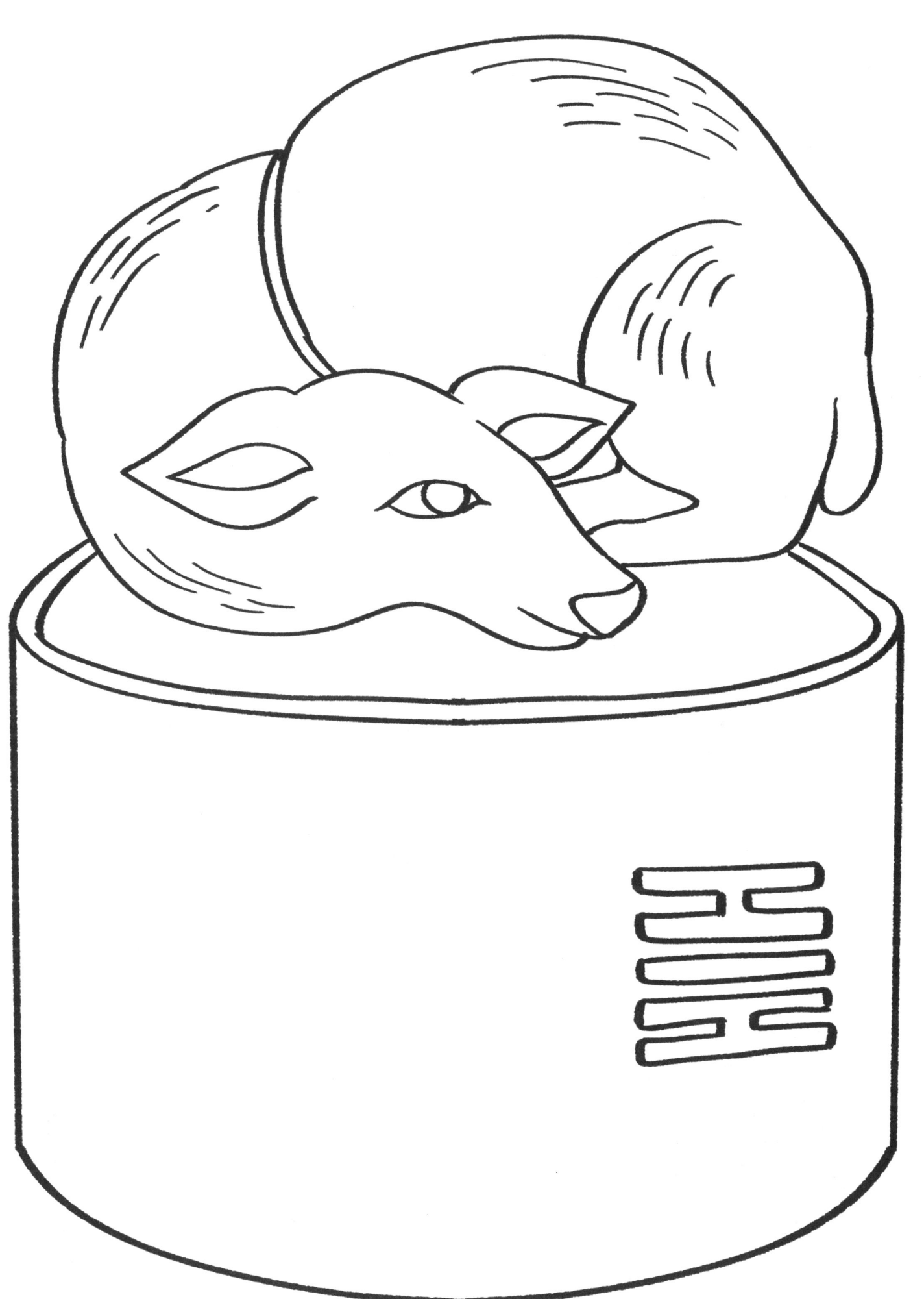

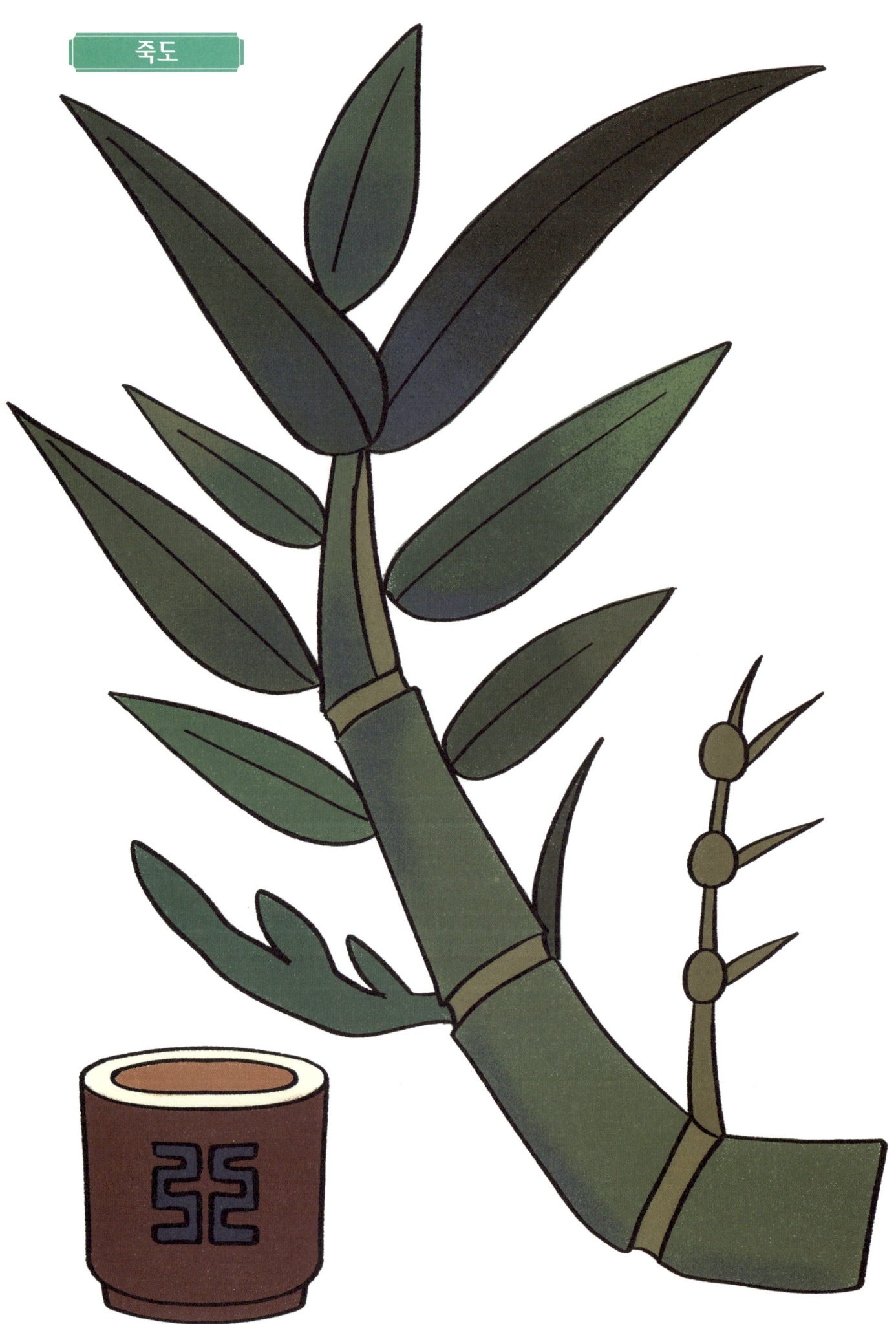

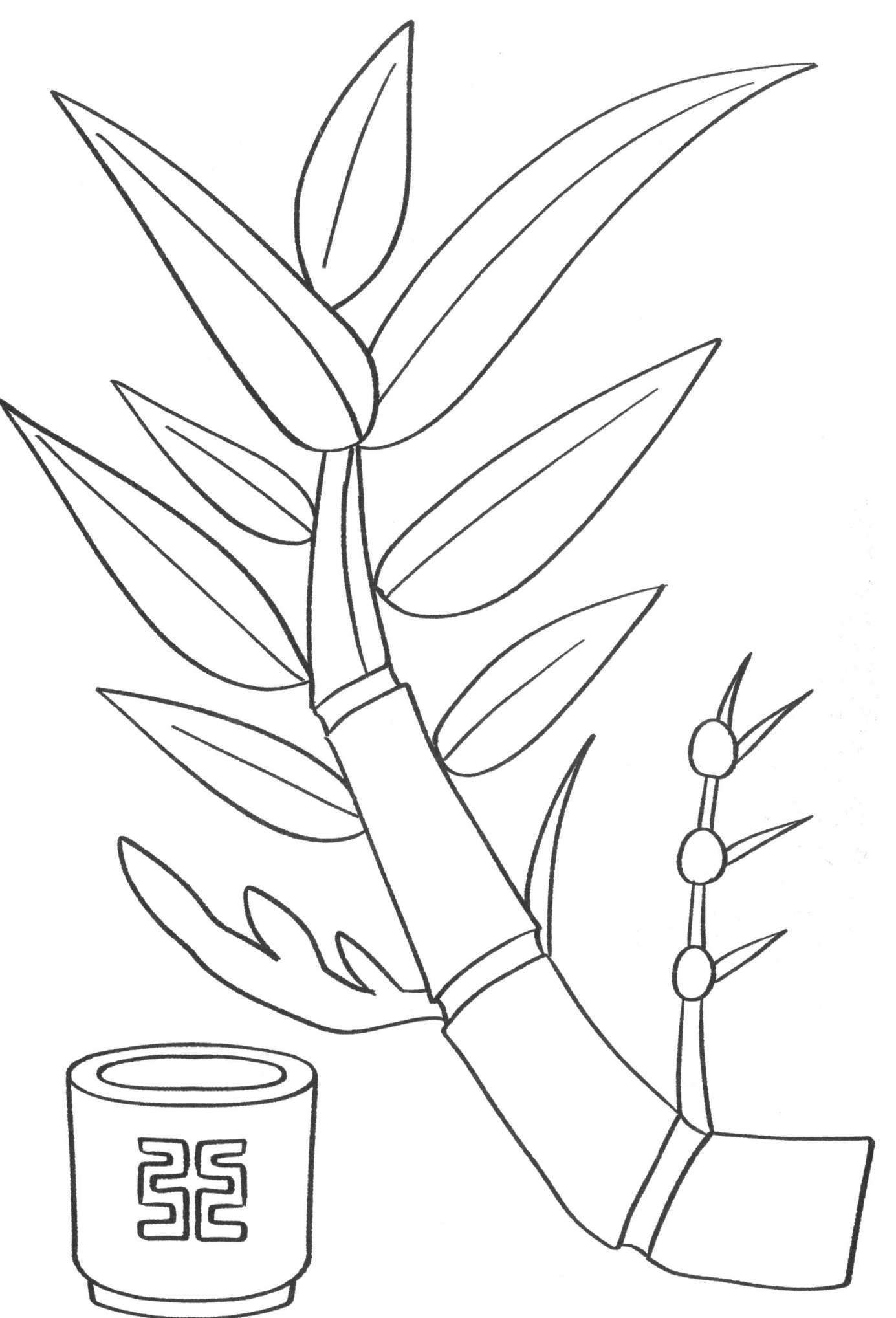

봉황도

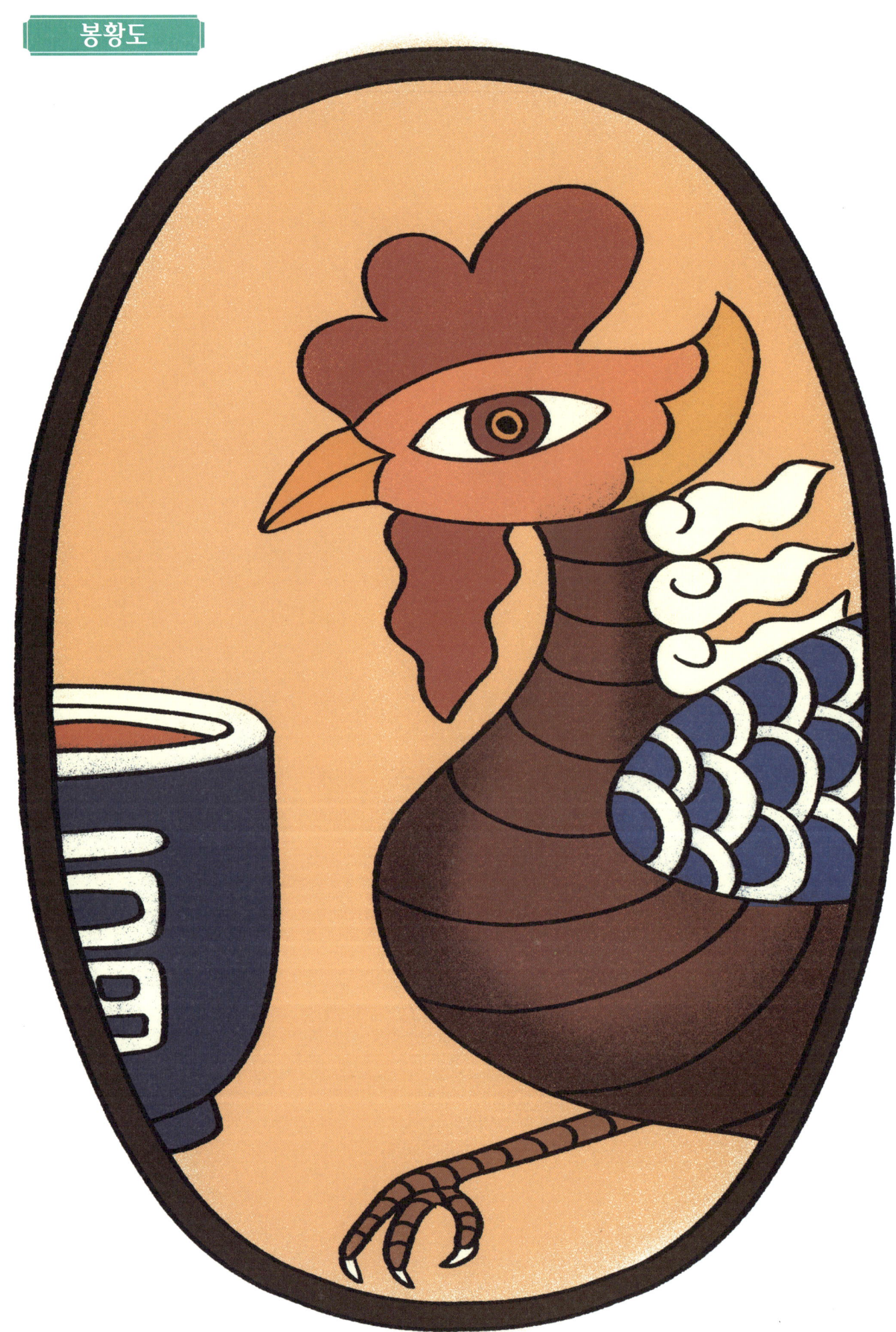

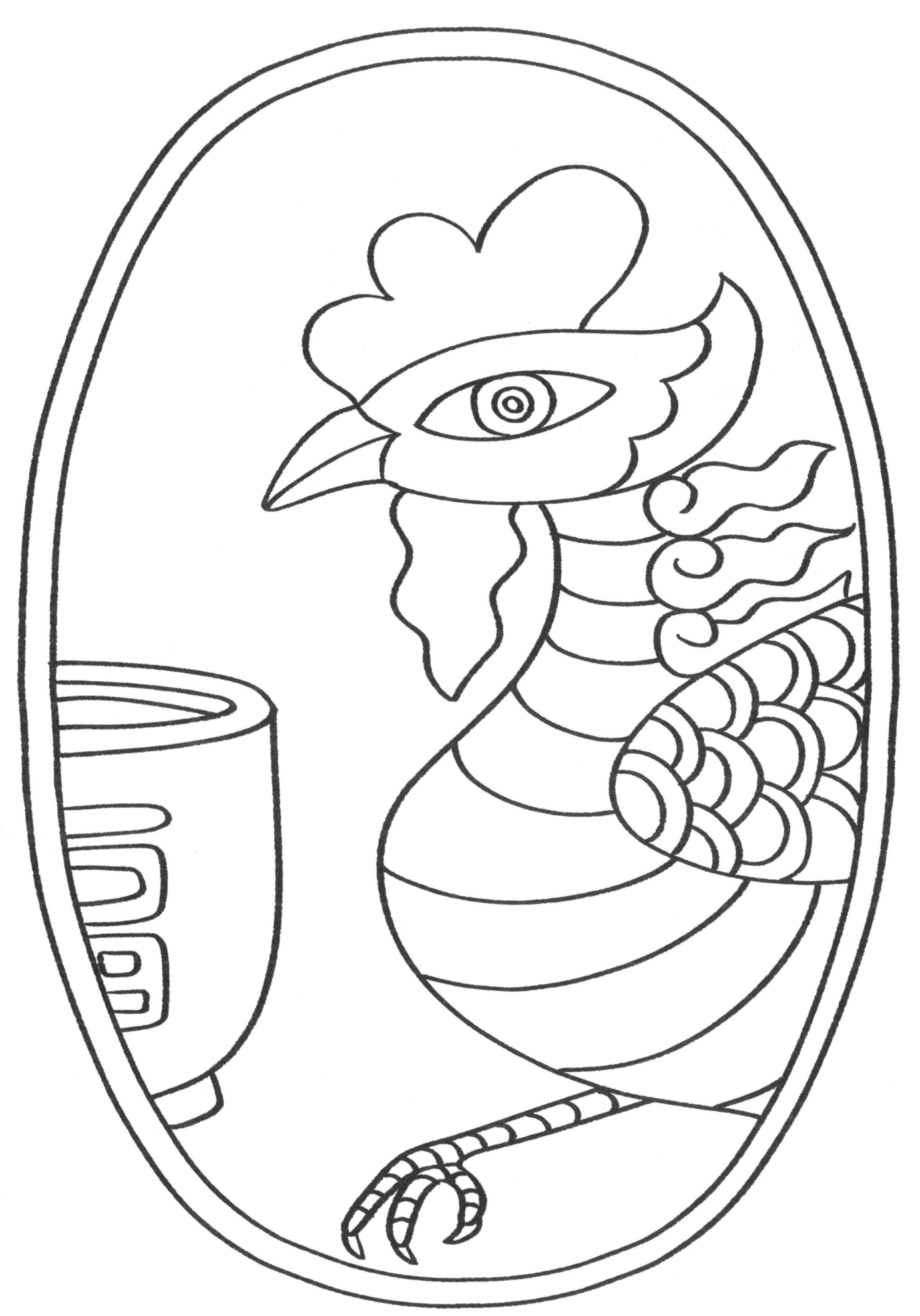

나리도

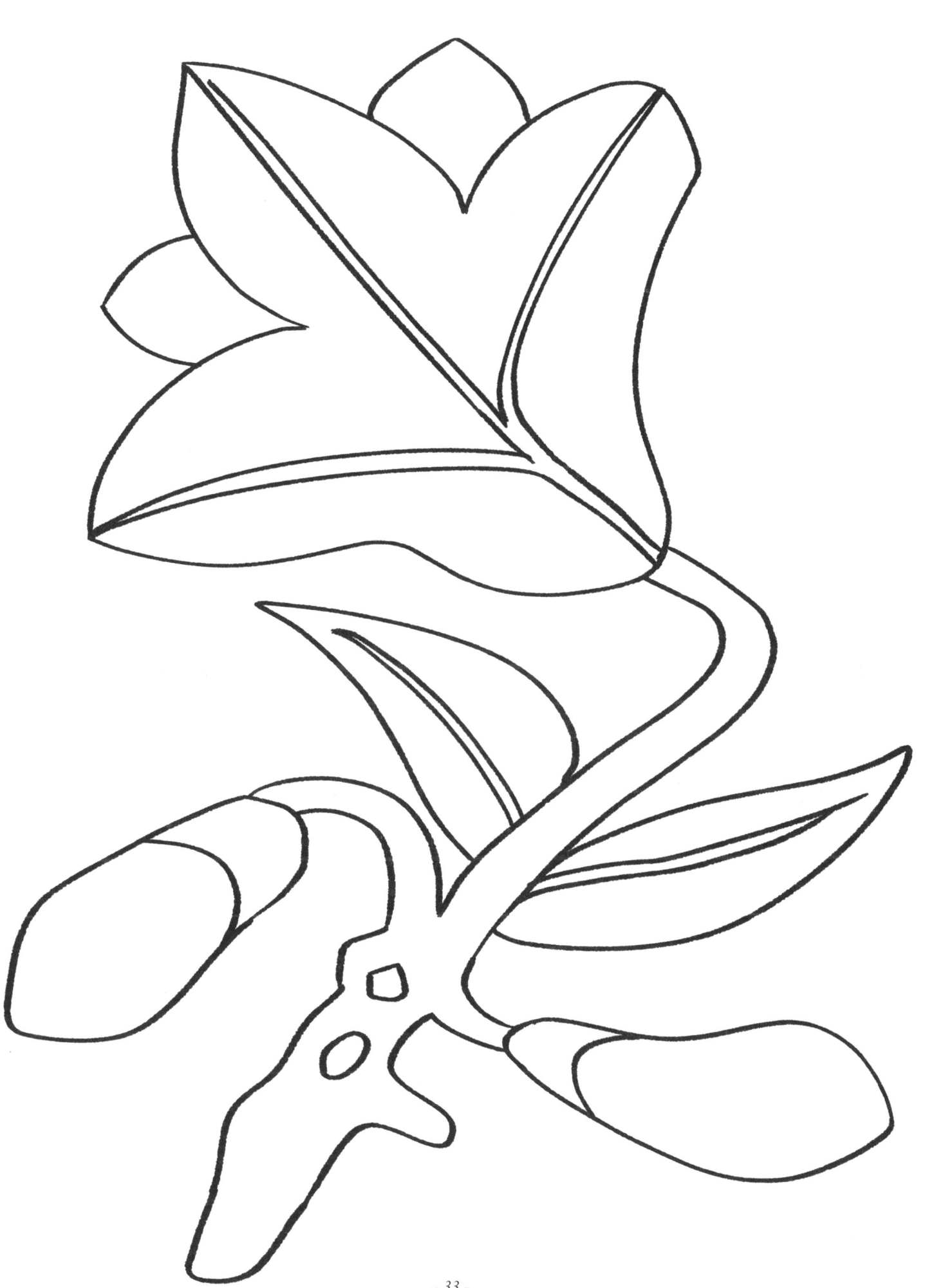

압도

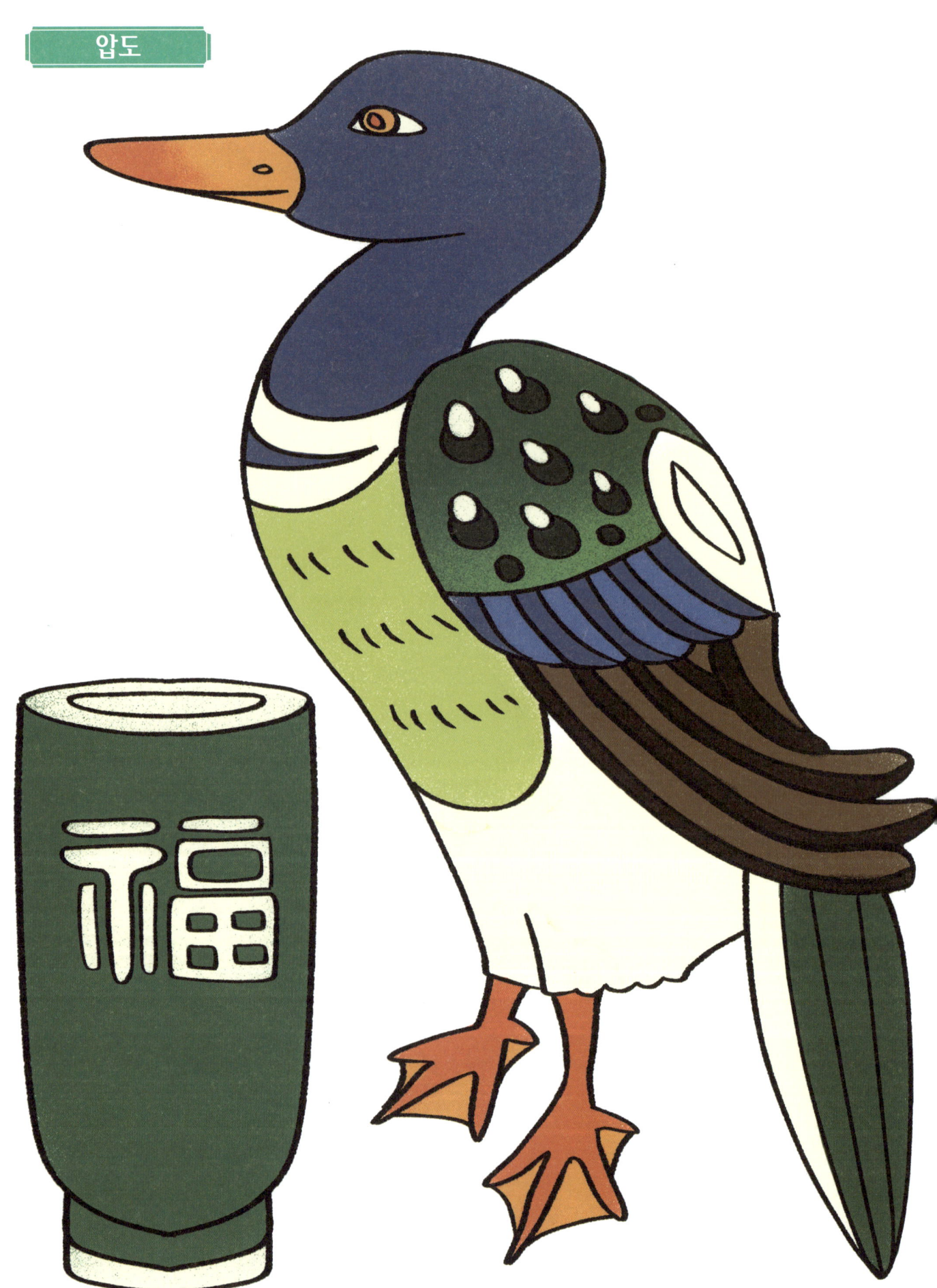

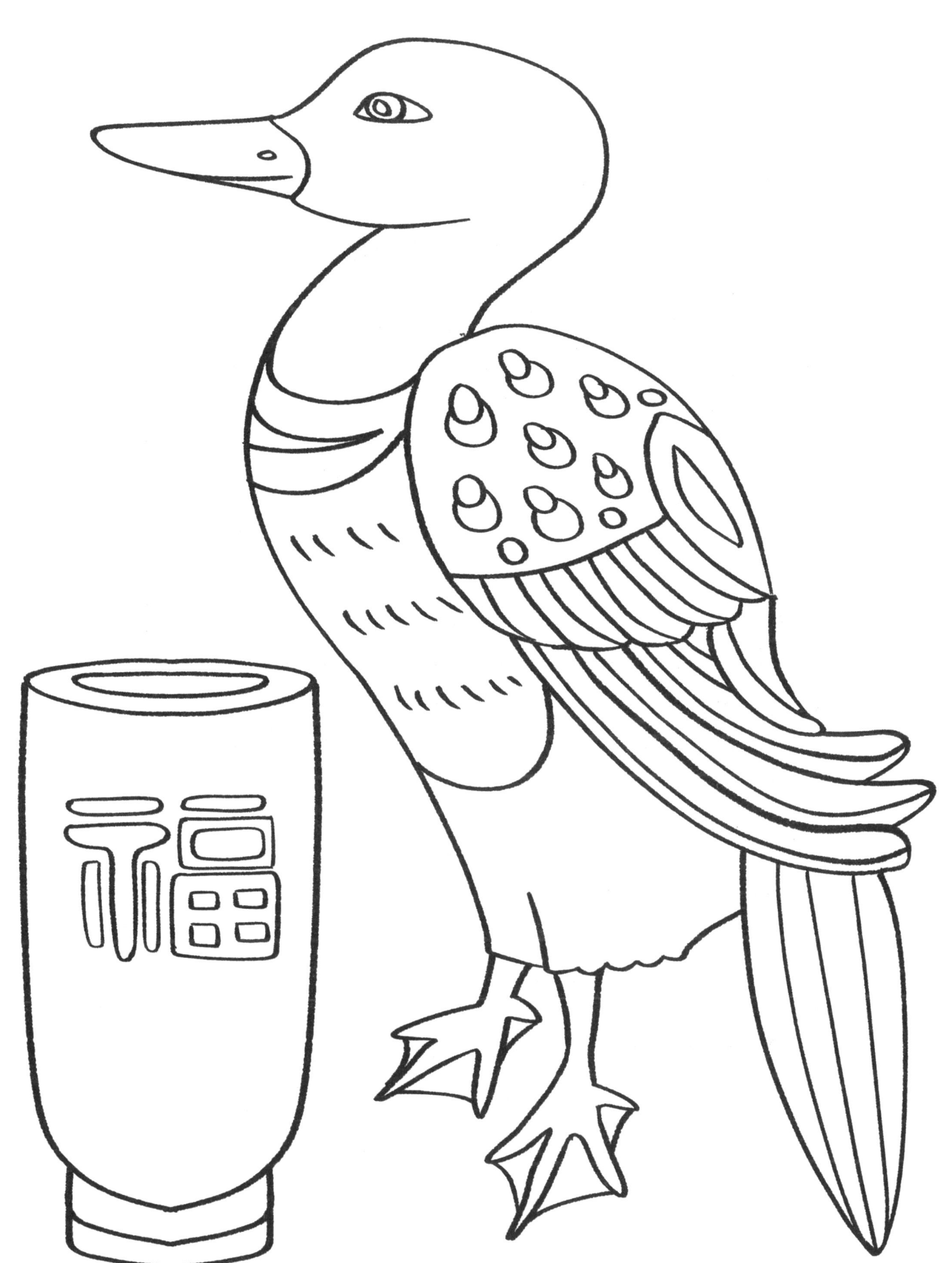

기물도

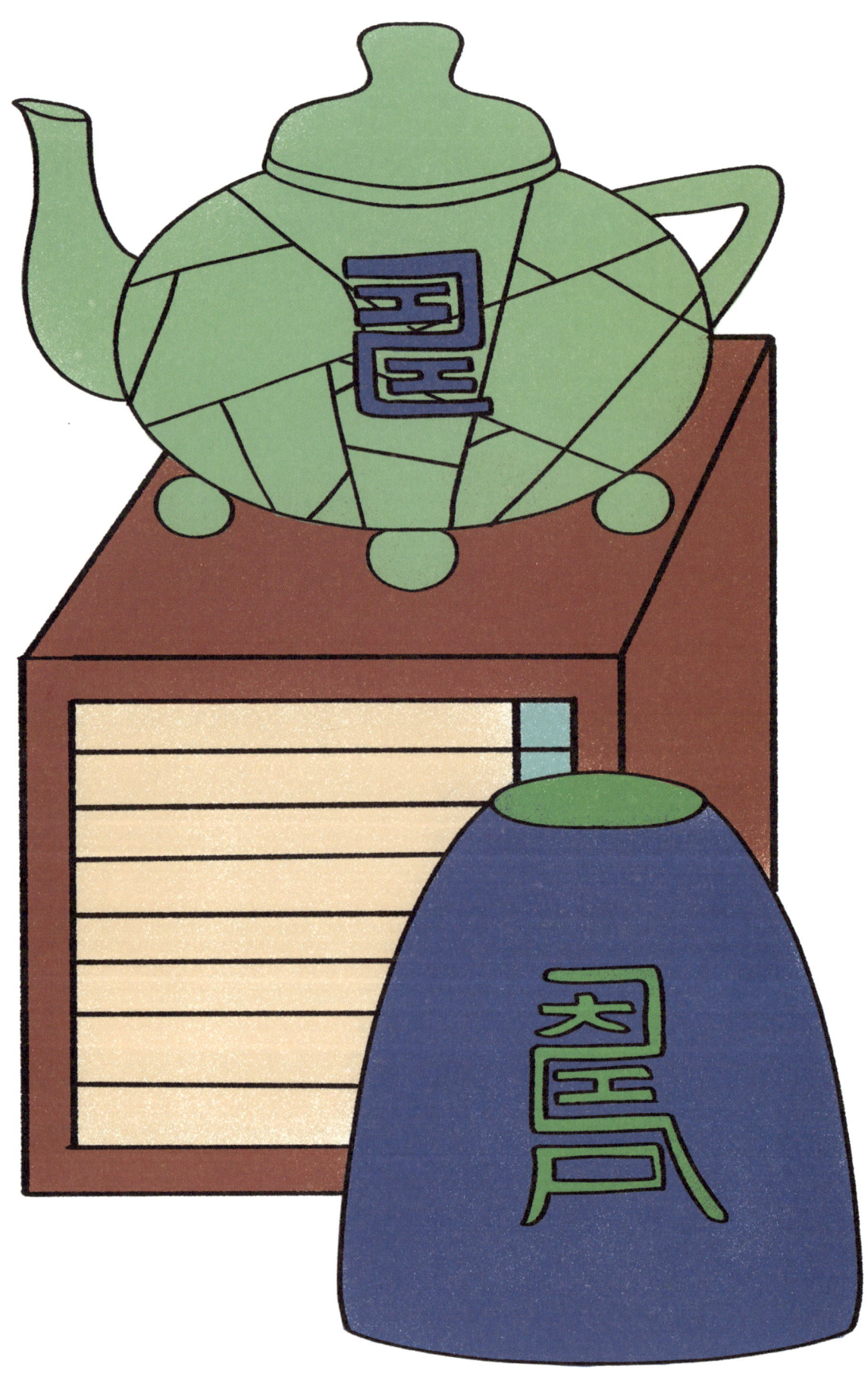

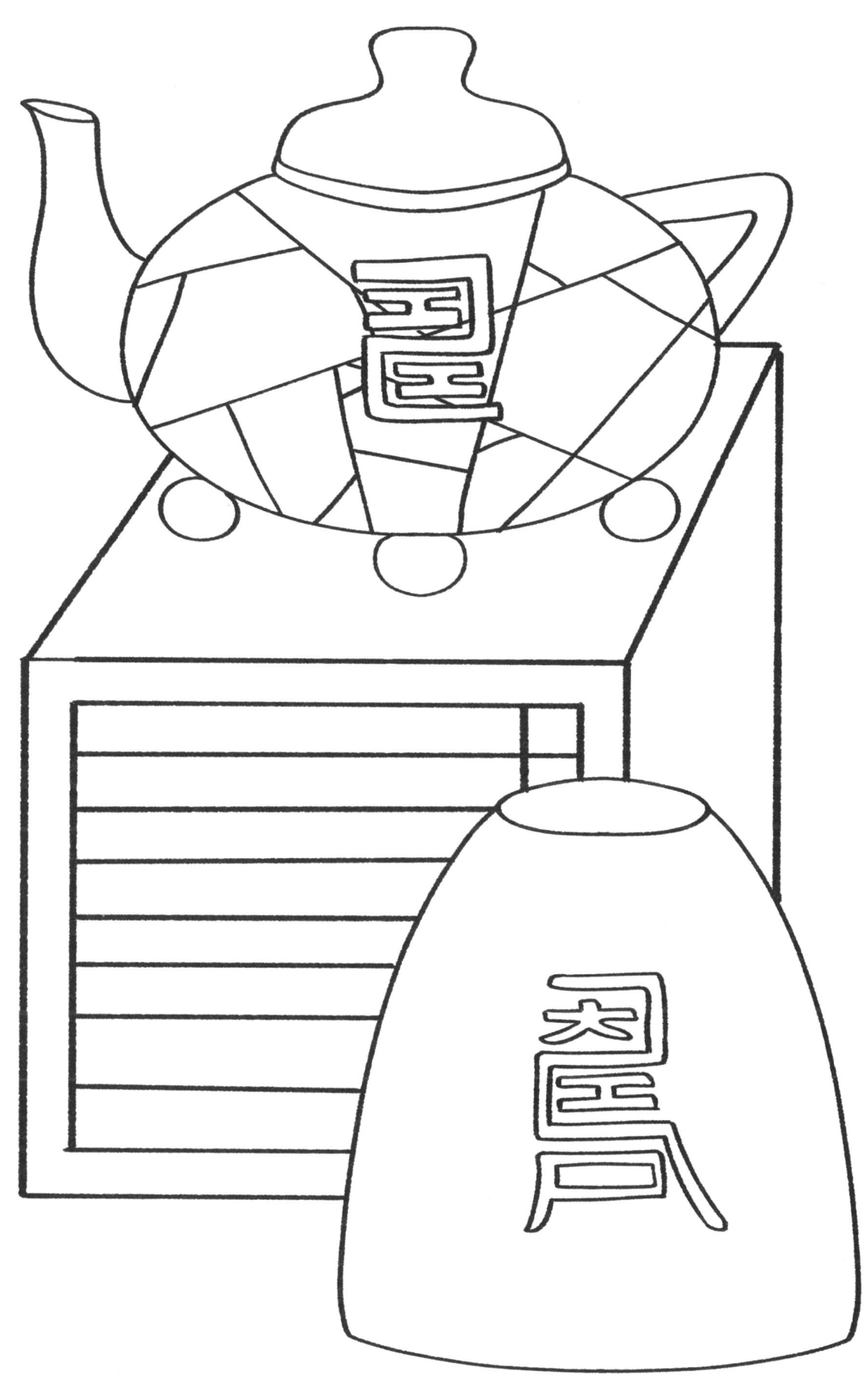

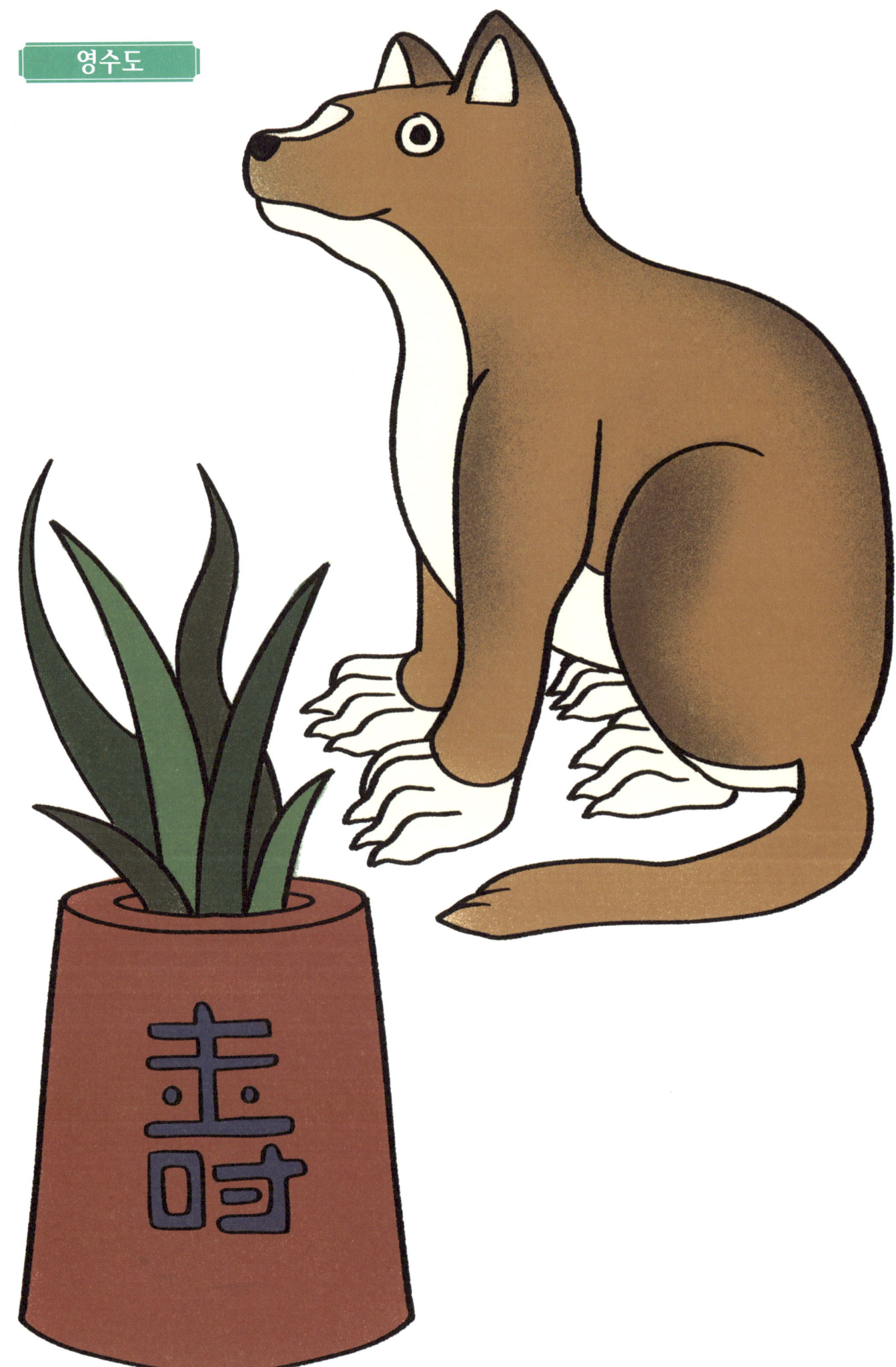

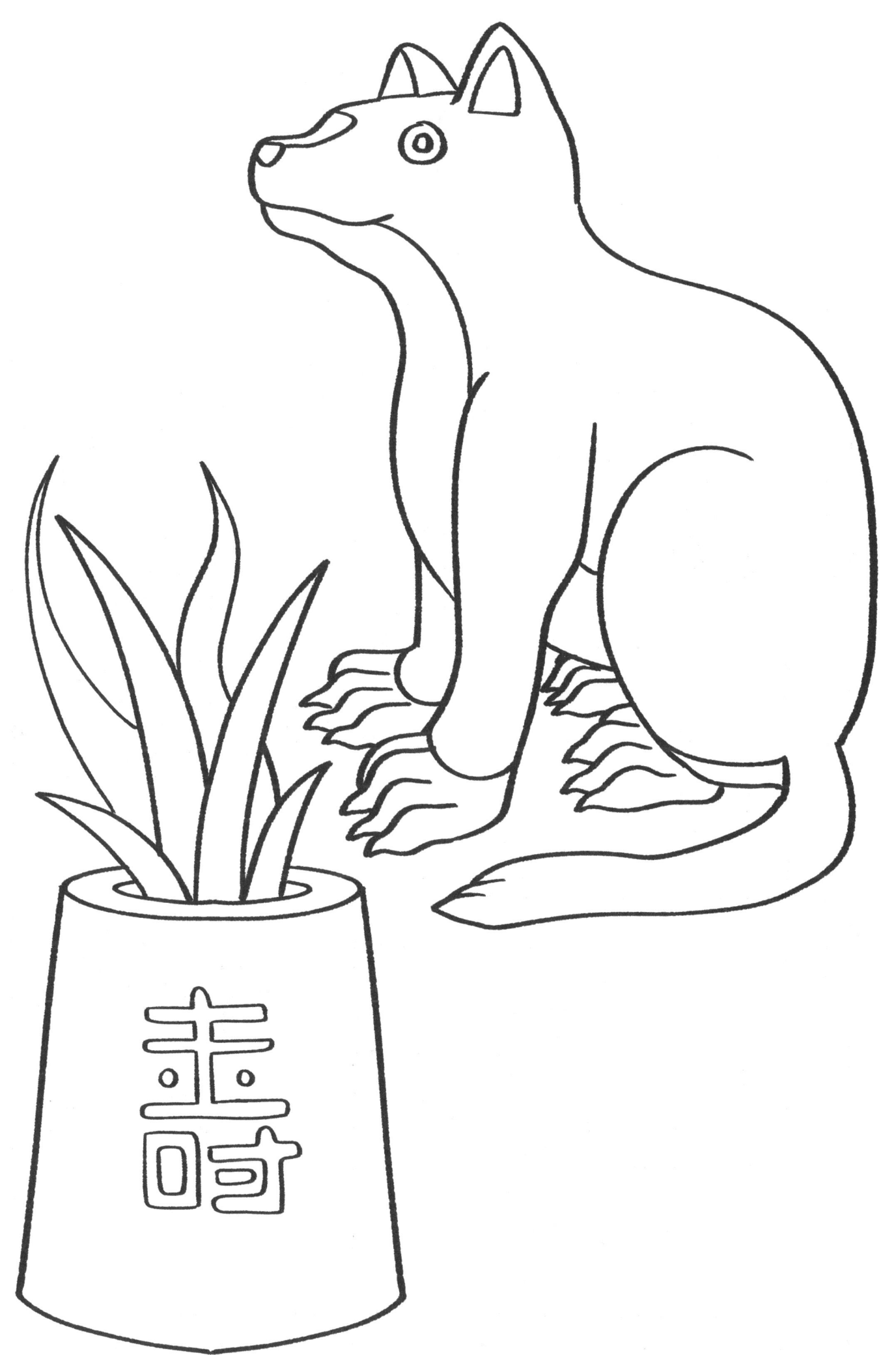

책가도

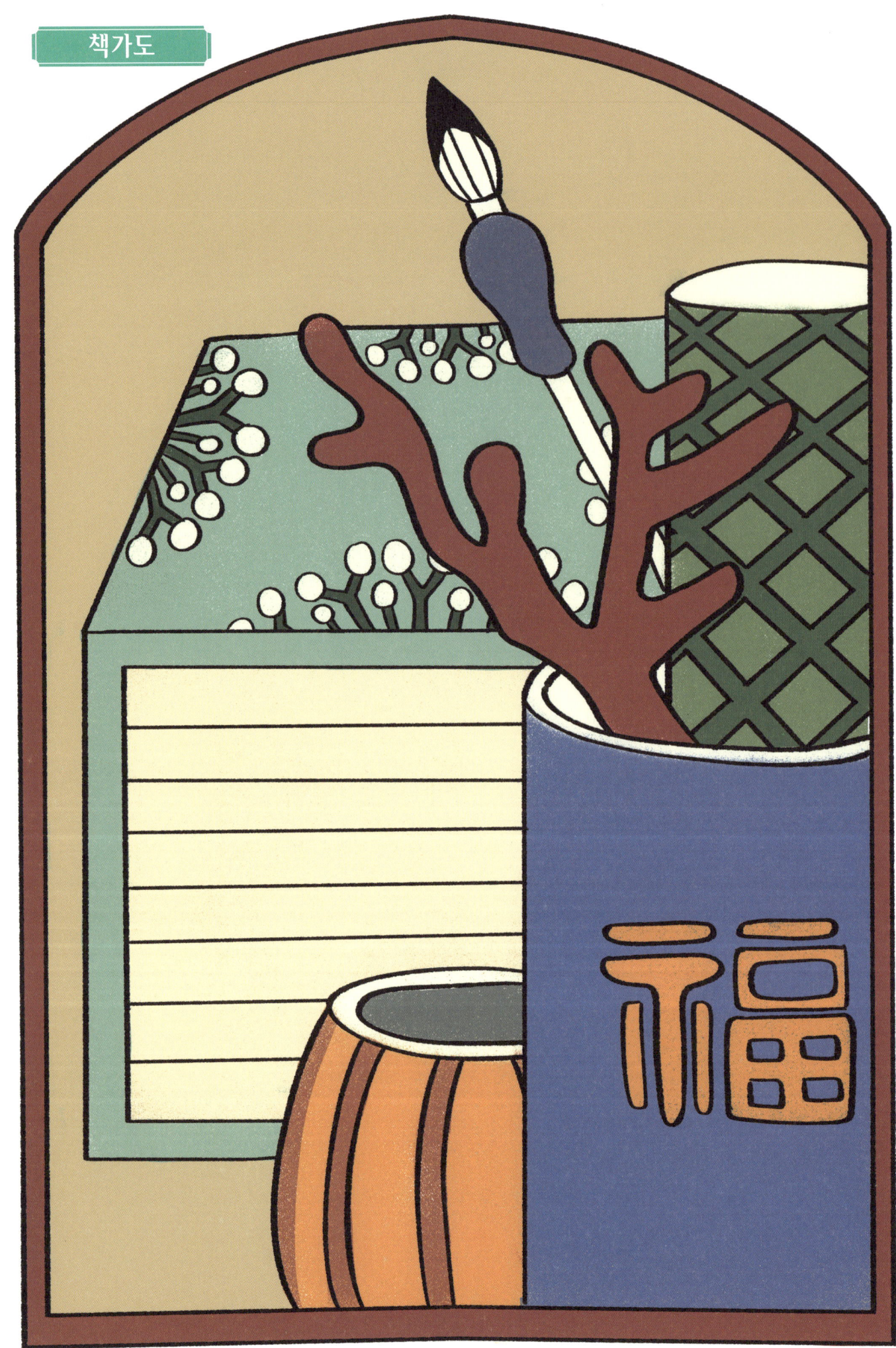

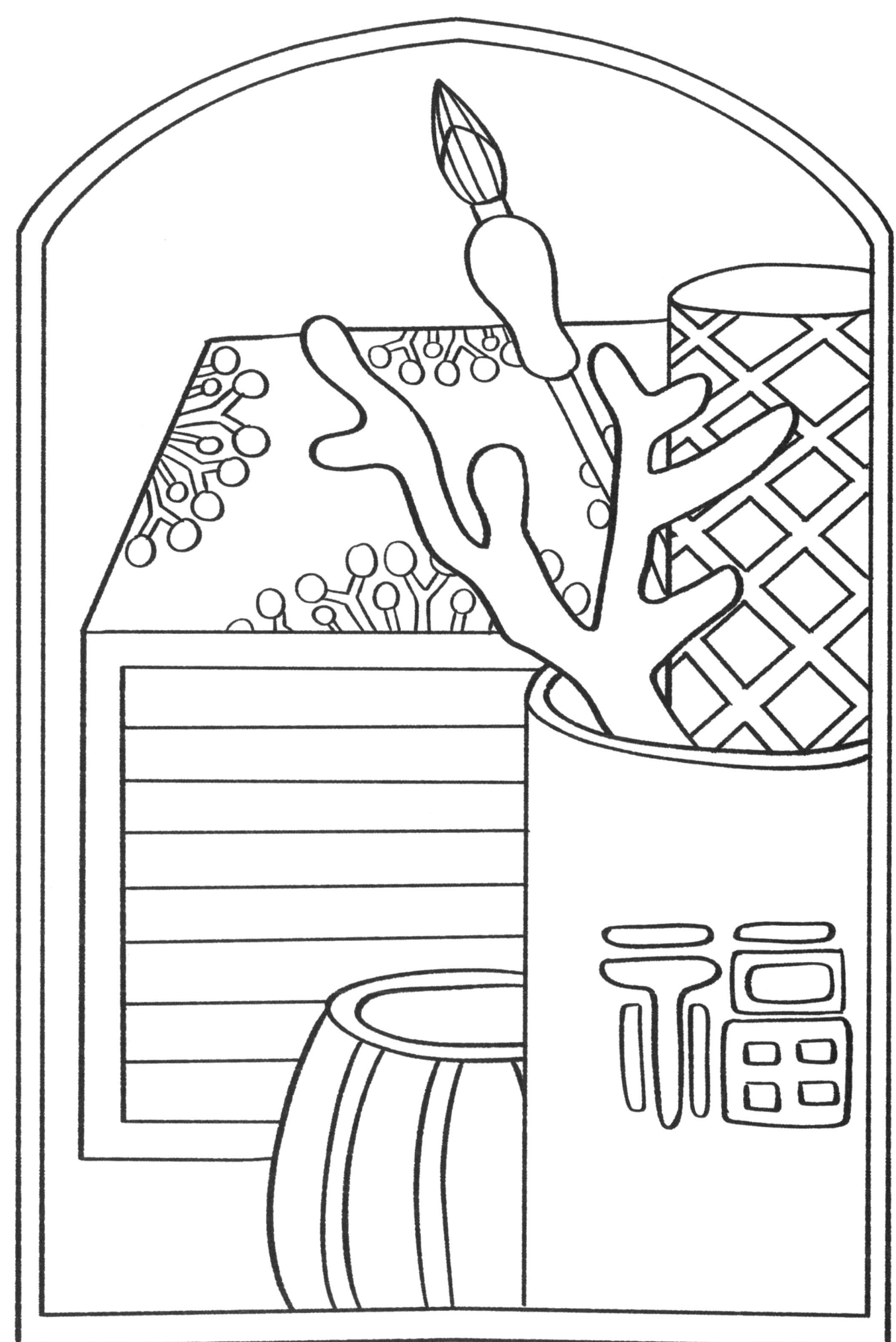

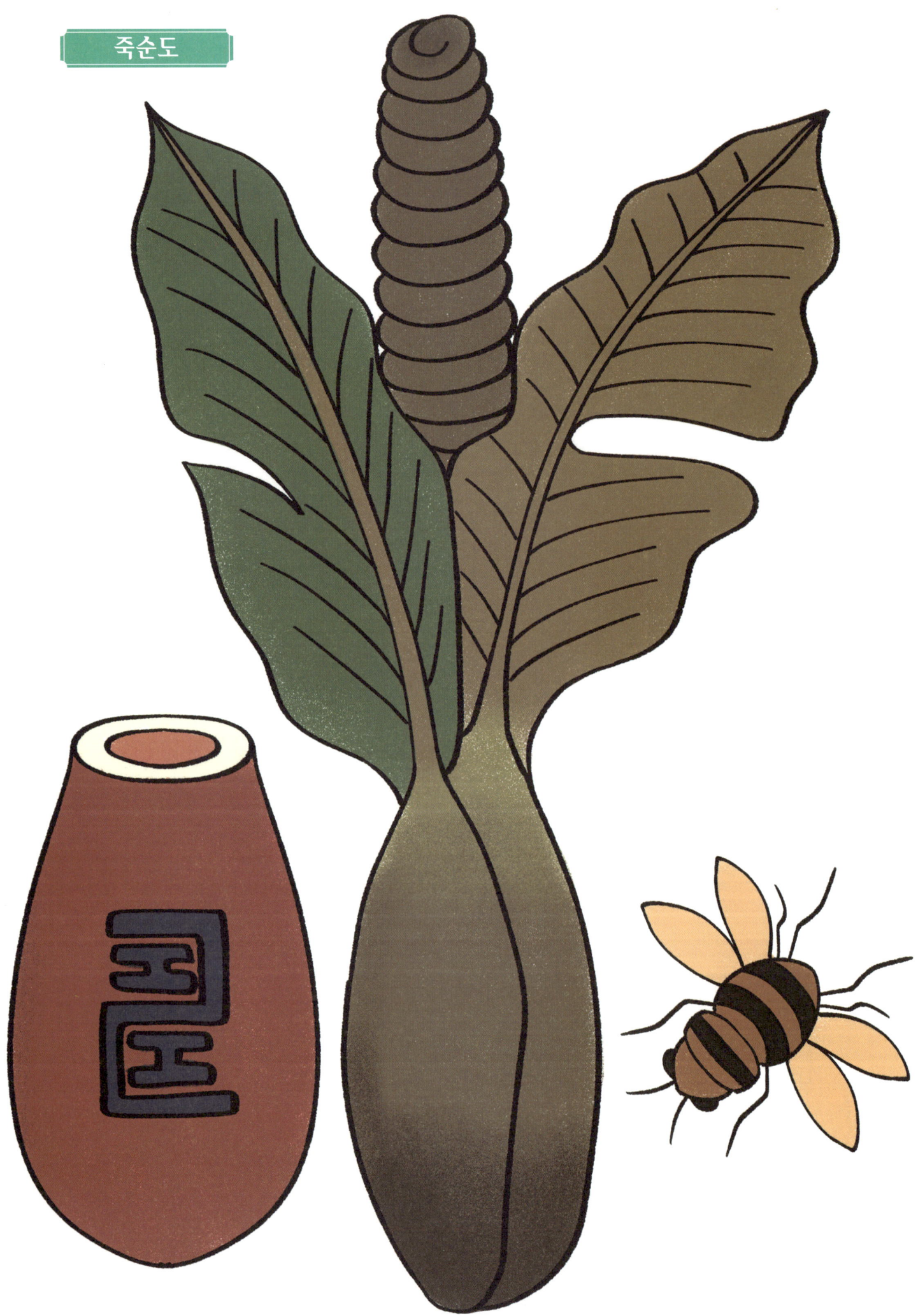

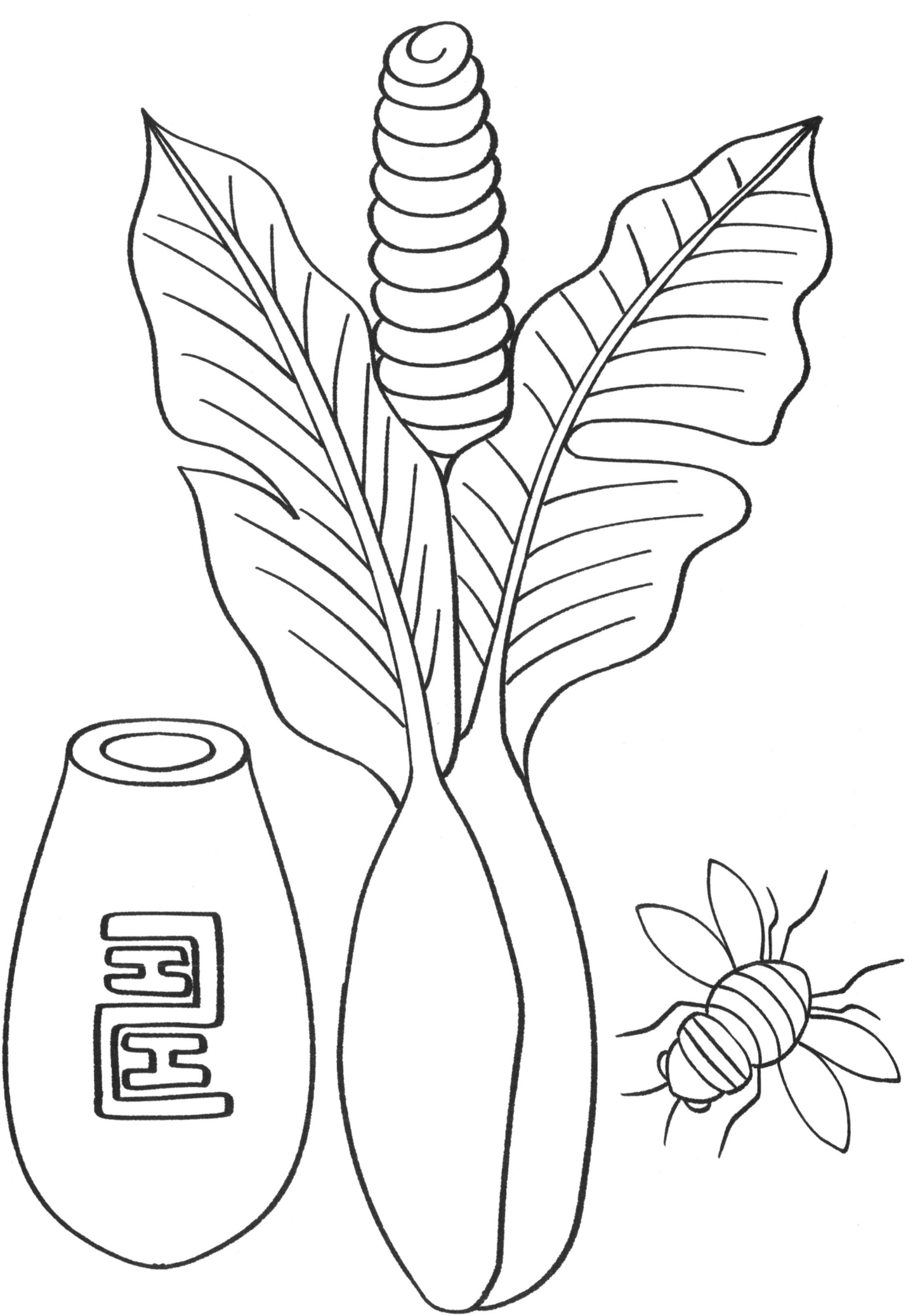

해태도

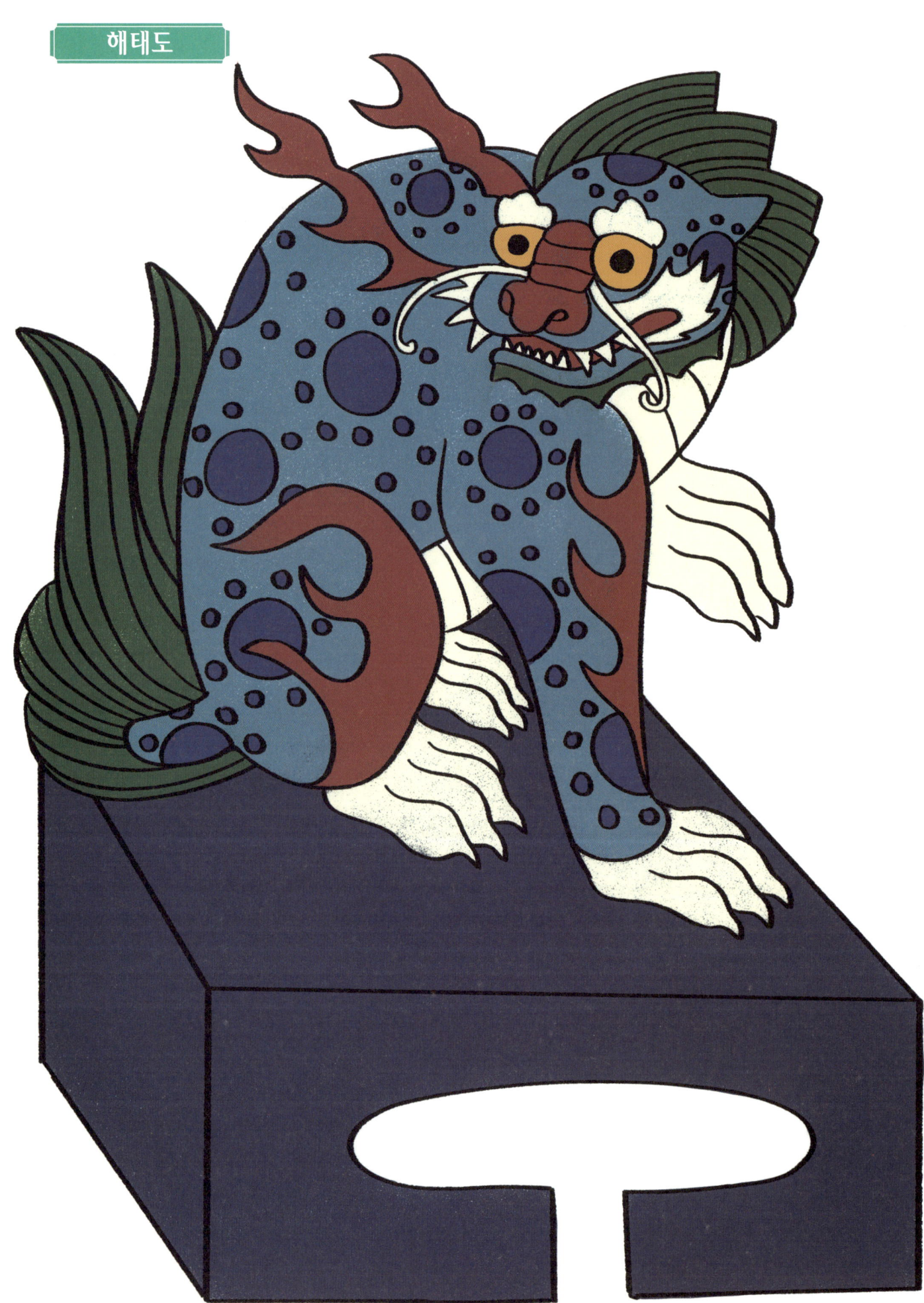

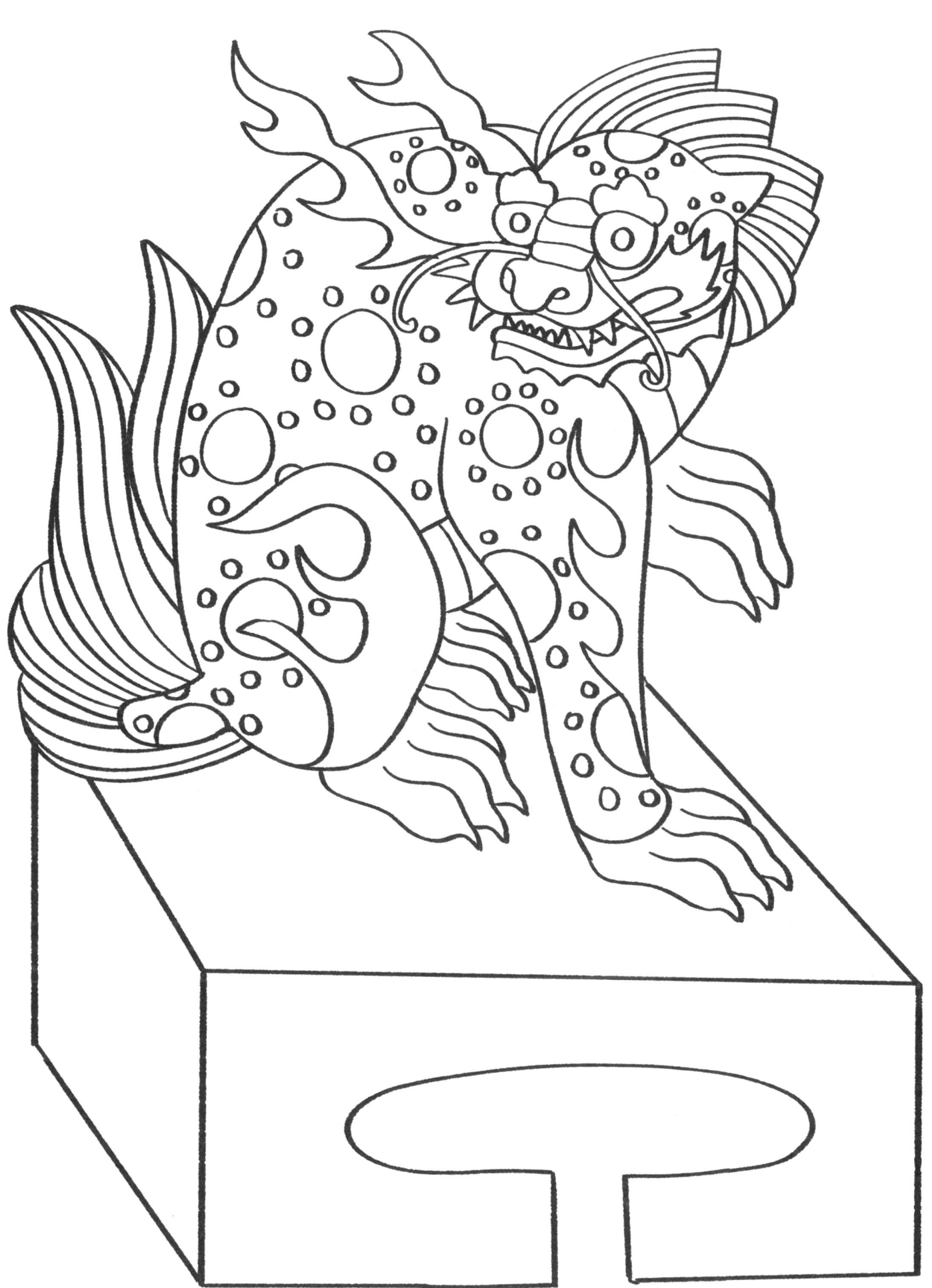

응복도

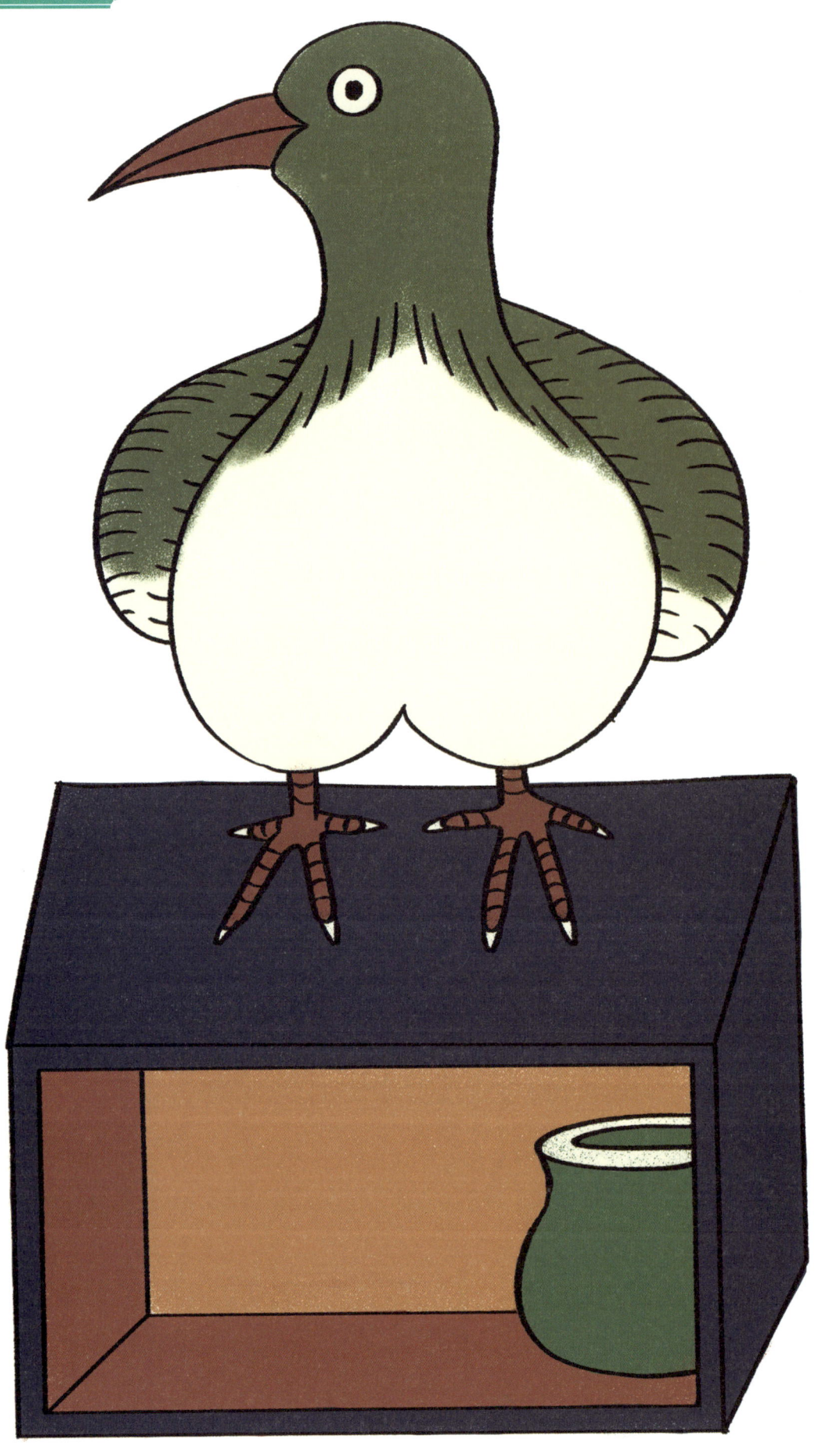

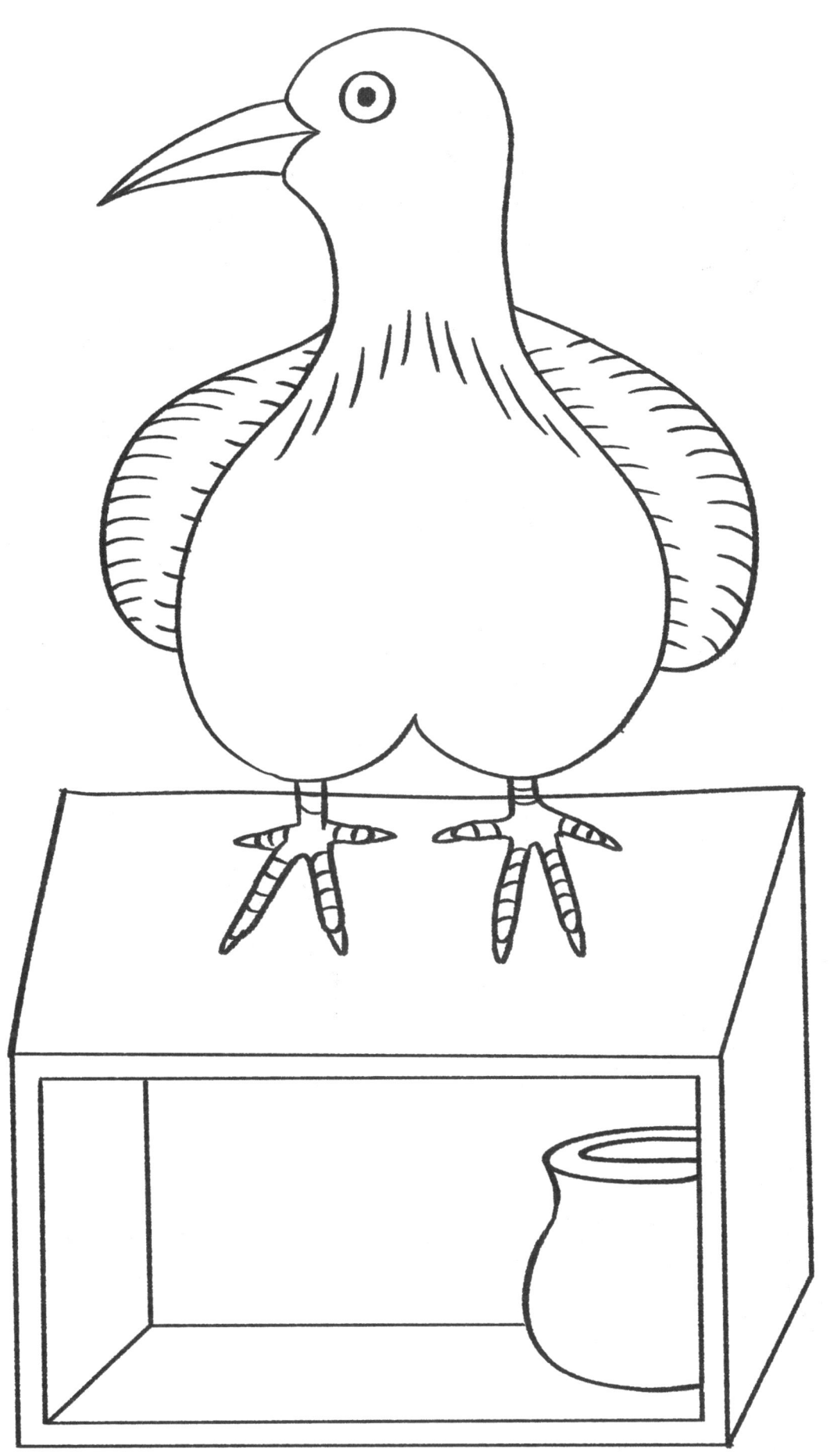

섬도

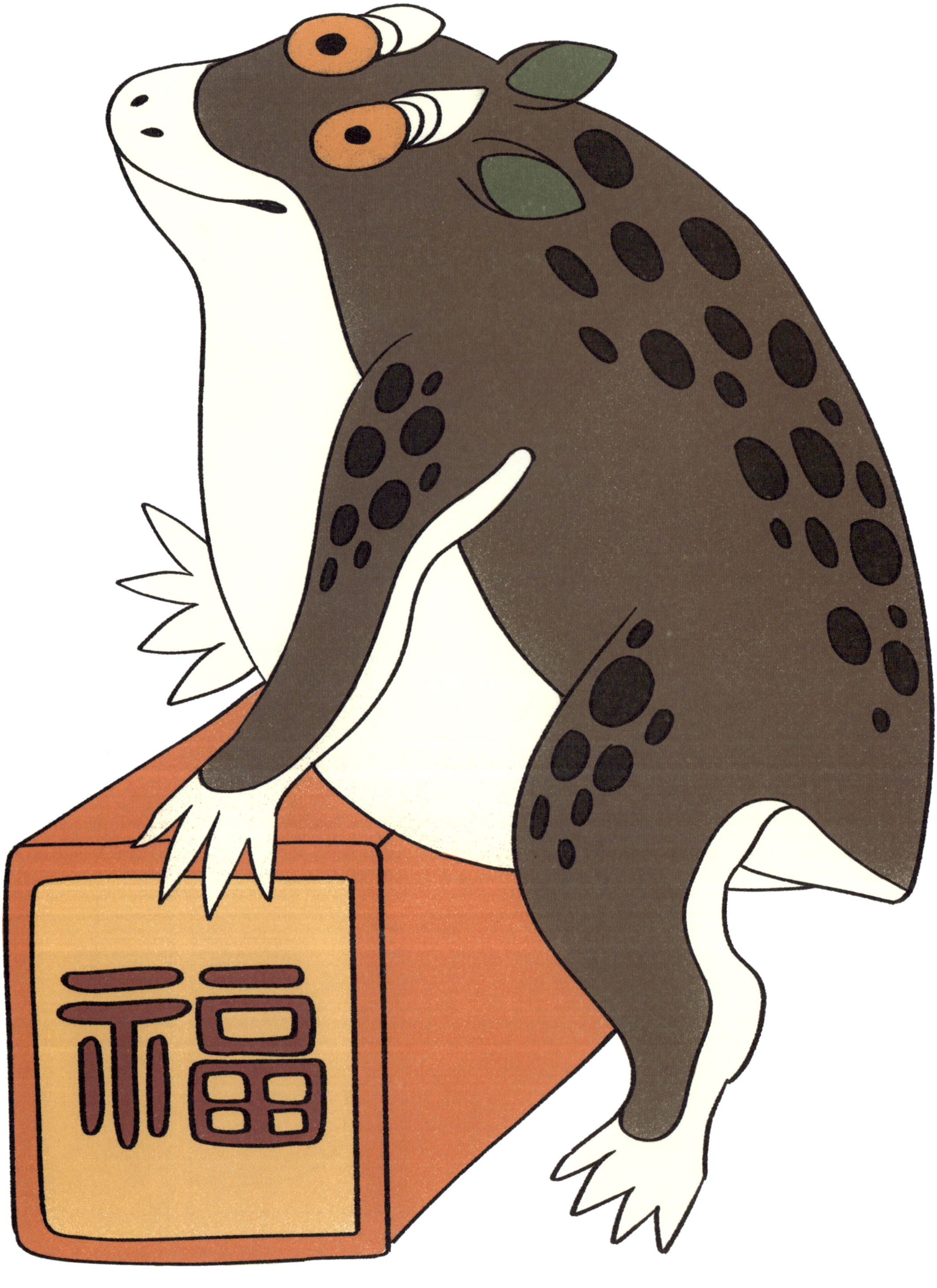

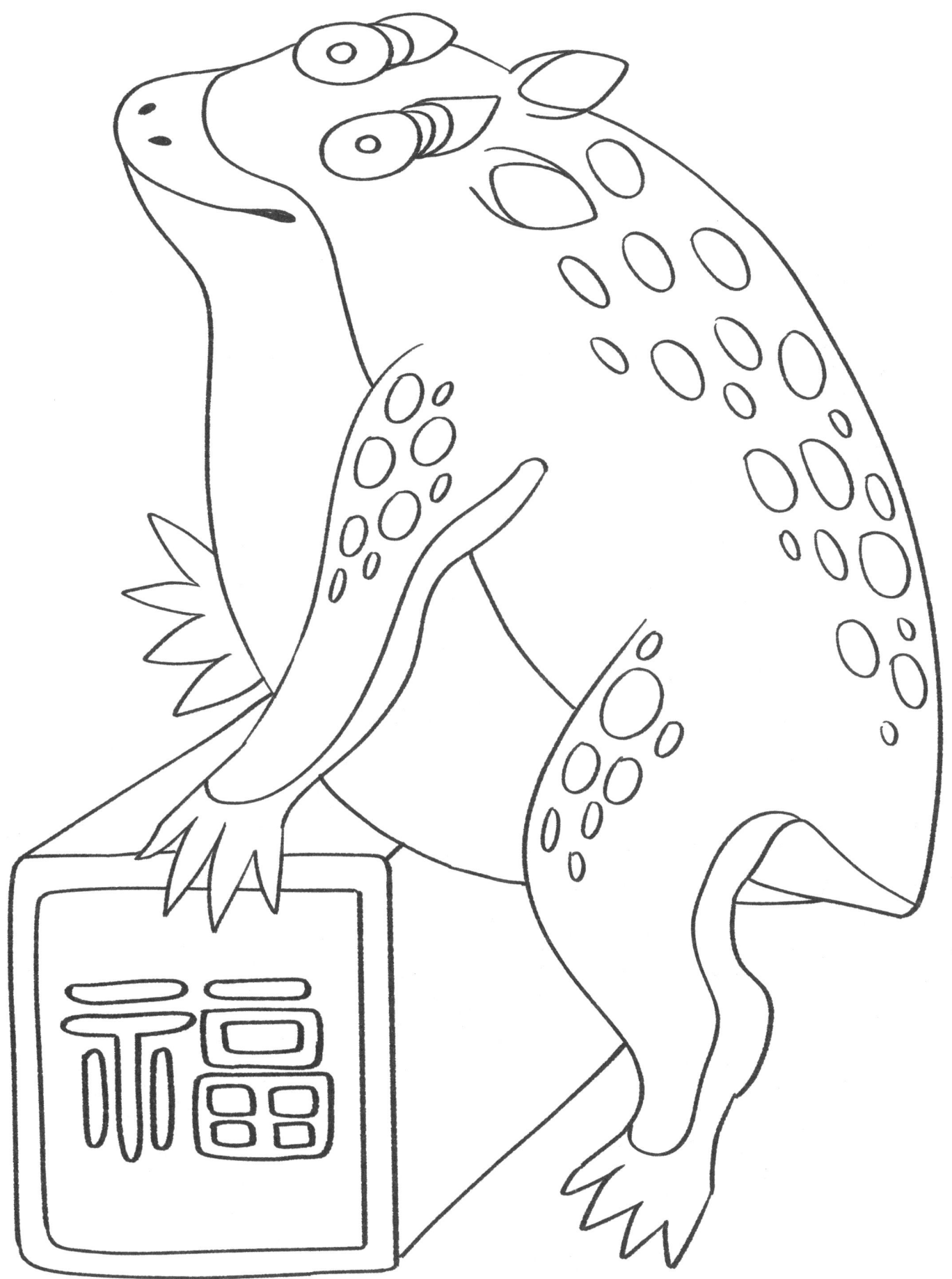

조병도

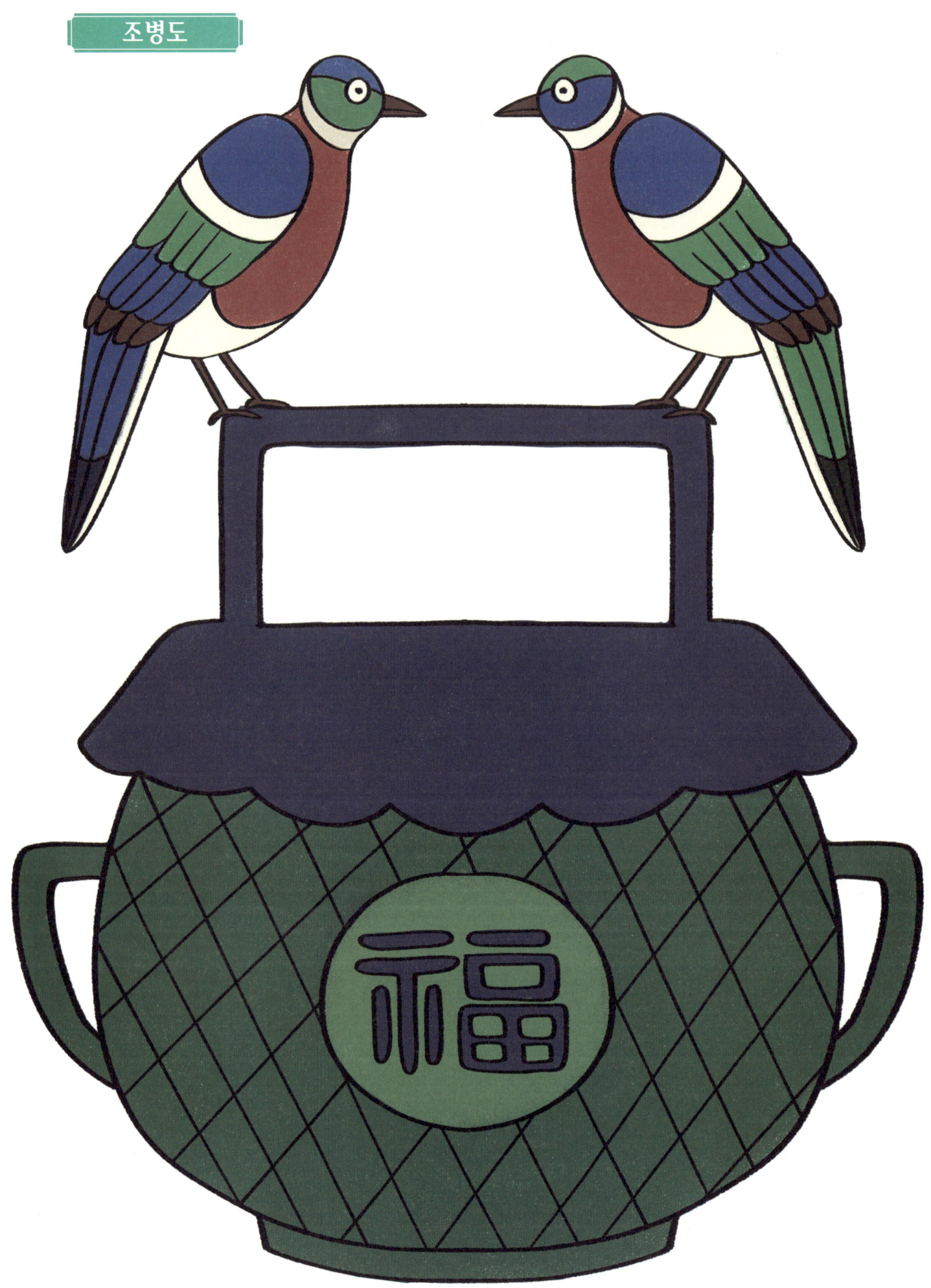

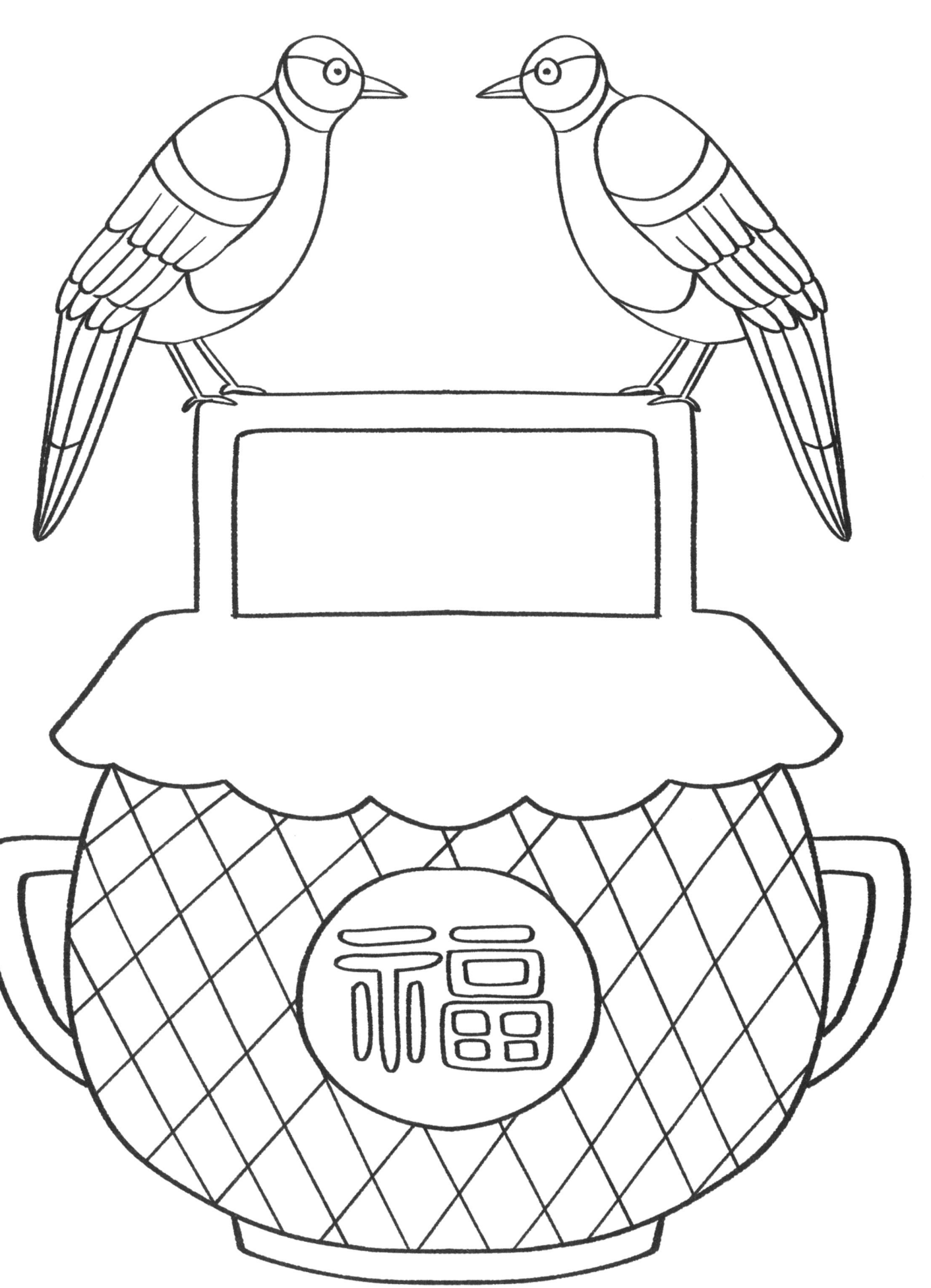

어르신 기억력 강화를 위한
색 칠 공 부
민 화 2

발 행 일 : 초판 1쇄 2023년 1월 13일

펴 낸 이 : 지오마노아
펴 낸 곳 : 지오마노아
그   림 : 호아[정주홍]
출판등록 : 2022년 11월 24일
쇼 핑 몰 : https://smartstore.naver.com/zio_manoah
주   소 : 경기도 안양시 동안구 관양동 954-1
           평촌디지털엠파이어 (B1) 124호
전   화 : 070.8064.8960

ISBN : 979-11-981093-0-9

가   격 : 11,000원

이 책은 저작권법에 따라 보호받는 저작물이므로 무단전재와 복제를 금지하며,
이 책 내용의 전부 또는 일부를 이용하려면 반드시 지오마노아의 서면동의를 받아야 합니다.